In copertina:

Michael Gambino

Piramide alimentare / Food pyramid
(Particolare), 2013
tecnica mista: farfalle di carta e di pasta
120 x 80 cm

Photo credits
Pat Autenrieth
J.J. McCracken
Raya Bodnarchuk
Margaret Boozer
Geogia Deal
Robert Devers
Lisa Dillin
Chan Chao
Mark Gulezian
Jeff Huntington
Sean Kelly
Akemi Maegawa
Guido Moretti
Alex Peace
Davide Page
Davide Prete
Dino Renso
Dan Steinhilber
Olya Turcihin
Stewart Watson

Published by New Academia Publishing 2013
Printed in the United States of America
www.newacademia.com
Library of Congress Control Number: 2013952214
ISBN 978-0-9899169-1-2

Associazione Culturale Giuseppe e Gina Flangini

presenta

Siamo quel che mangiamo?

Sostenibilità e arte

A cura di

Antonio d'Avossa

2013 ANNO DELLA CULTURA ITALIANA
YEAR OF ITALIAN CULTURE

CON L'ADESIONE DEL
PRESIDENTE DELLA REPUBBLICA ITALIANA

Siamo quel che mangiamo?
Sostenibiltà e arte

Milano
Ex Chiesa di San Carpoforo - Brera
10 settembre - 4 ottobre 2013
Grattacielo Pirelli - Spazio Eventi
19 settembre - 29 ottobre 2013

Washington, DC
Corcoran Gallery of Art, Atrium
Corcoran Gallery of Art, Gallery 31
11 dicembre 2013 - 26 gennaio 2014

Mostra promossa da
The art exhibition is promoted by

In collaborazione con
In collaboration with

Accademia di Belle Arti
di Brera, *Milano*

ASSOCIAZIONE FLANGINI

CORCORAN
GALLERY OF ART · COLLEGE *of* ART + DESIGN

RegioneLombardia

REGIONE DEL VENETO

Presidente
Salvatore Carrubba

Direttore dell'Accademia
Franco Marrocco

Segretaria della Direzione
Giulia Genise

Ufficio Stampa
Barbara Marzoli

Presidente
Cristina Renso

Segreteria organizzativa
Maria Oroso

Ufficio Stampa
Lisa Casoli

Con la collaborazione di
OdV Flangini
Elisabetta Flangini

Provost and Chief
Academic Officer
Catherine Armour

Art direction of exhibition
Lynn Sures

Presidente
Roberto Maroni

Presidente
Luca Zaia

Con la collaborazione di
With the collaboration of

Embassy of Italy
Washington, DC

Istituto Italiano di Cultura
Washington

Lombardi nel Mondo

AIFIC
American Initiative for Italian Culture

Con il Patrocinio
With the Patronage of

EXPO
MILANO 2015
NUTRIRE IL PIANETA
ENERGIA PER LA VITA

Provincia di Milano

Milano
Comune di Milano

Comune di Verona

Città di Saronno

CAMERA DI COMMERCIO MILANO

Agenzia del Turismo
Varese
Land of Tourism

Ideazione
Concept by
Cristina Renso e Maria Paola Cancellieri
Associazione Culturale Giuseppe e Gina Flangini

Comitato d'onore
Honorary Committee
Claudio Bisogniero
Ambasciatore d'Italia negli Stati Uniti
Roberto Maroni
Presidente della Regione Lombardia
Guido Podestà
Presidente della Provincia di Milano
Giuliano Pisapia
Sindaco del Comune di Milano e Commissario Speciale dell'Expo 2015
Franco Marrocco
Direttore Accademia di Belle Arti di Brera
Stefano Sala
Commissario unico di Expo 2015

Comitato scientifico
Scientific Committee
Catherine Armour
Corcoran College of Art + Design Washington, DC
Alberto Manai
Istituto Italiano di Cultura Washington, DC
Renato Miracco
Ambasciata d'Italia Washington, DC
Lynn Sures
Corcoran College of Art + Design Washington, DC
Antonio D'Amico
Storico e Critico d'arte
Carlo Vitali
Istituto degli Studi sul Lavoro
Anna Maria Rossi Castaldi
Università Cattolica del Sacro Cuore di Milano
Lucia Folco Zambelli
Politecnico di Milano
Cristina Renso
Associazione Culturale Giuseppe e Gina Flangini

Coordinamento artistico
Art Direction
Antonio d'Avossa
Accademia di Belle Arti di Brera Milano
Lynn Sures
Corcoran College of Art + Design Washington, DC

Organizzazione e segreteria scientifica
Organization and scientific secretary
Associazione Culturale Giuseppe e Gina Flangini
Raccolta Flangini
Maria Paola Cancellieri
Tamara Grilli

Catalogo a cura di
Editor
Antonio d'Avossa
Accademia di Belle Arti di Brera
Maria Gliozzi
Executive Director of American Initiative For Italian Culture (AIFIC)

Con la collaborazione di
With the collaboration of
Lisa Casoli
Elisabetta Flangini
Associazione Culturale Giuseppe e Gina Flangini

Progetto grafico
Graphic Design
Daniele Miradoli
Accademia di Belle Arti di Brera

Grafico web
Web Grafic
Mariafrancesca Castaldi

Comunicazione e Ufficio Stampa
Communication and Press
Barbara Marzoli
Accademia di Belle Arti di Brera
Lisa Casoli
Associazione Culturale Giuseppe e Gina Flangini

Traduzioni
Traslations by
Jonathan Blosser
Jennifer Ingleby
Ferruccio Magatelli
Stefania Sinigaglia
Elisabetta Solca
Adriana Zaffaroni

Si ringrazia per il sostegno
Thank you for your support
Intesa San Paolo Milano

E per la speciale collaborazione
Special Collaboration
Filitalia International
Lombardi nel Mondo
Istituto Bonomi Mazzolari, Mantova
LE D.I.V.E. Association, Washington, DC

Sponsor
Sponsor

OTIM
Organizzazione Trasporti Internazionali e Marittimi

CIACCIO BROKER

Le D.I.V.E.
www.ledive.org
info-dive@ledive.org

Cibo e sostenibilità: l'importanza di questi temi, tra loro strettamente legati, è evidente. Ad essi è in parte dedicato EXPO 2015, ed è quanto mai opportuno che tale binomio sia motivo d'ispirazione per questa impresa tra due istituzioni culturali (al tempo stesso musei e accademie d'arte) con tanti punti in comune: Brera a Milano e Corcoran a Washington DC.
Questa mostra interpreta efficacemente lo spirito dell'Anno della Cultura Italiana negli Stati Uniti (ITALYinUS2013.org). Scopo di questa iniziativa è, infatti, promuovere la cultura italiana con eventi di qualità (ne proponiamo oltre 200 diversi, in più di 50 città americane). Ma è anche, e soprattutto, quello di creare o rafforzare, con le oltre 80 istituzioni americane nostre partner, tra cui appunto il Corcoran, collaborazioni "sostenibili", in grado di svilupparsi nel tempo.
Saluto quindi con piacere questo incontro di artisti italiani e americani, con l'auspicio che segni l'inizio di un percorso comune. Cibo e cultura sono energia. Memoria, ma anche futuro. Veicolo di pace e amicizia. Patrimonio da condividere.

Claudio Bisogniero
Ambasciatore d'Italia negli Stati Uniti

Food and Sustainability: we cannot overestimate the importance of these inextricably linked subjects to which Milan's Expo 2015 is partially devoted. It is also most fitting that this pairing be the motivation behind the joint undertaking of two cultural institutions (both serving the dual purpose of museum and art academy) with many points in common: Brera in Milan and Corcoran in Washington DC.
This exhibition well interprets the spirit of The Year of Italian Culture in the United States (ITALYinUS2013.org) whose purpose is to showcase Italian culture through events of the highest quality (over 200 in more than 50 American cities). The main objective, I would say, is to create or strengthen with the more than 80 institutions in the U.S. that we count as partners, among them the Corcoran, collaborations that are sustainable and have the potential to develop and prosper over time.
It gives me great pleasure, therefore, to welcome this gathering of Italian and American artists; I trust it is only the first step in a common journey. Food and culture are energy. A past and at the same time a future. Conveyors of peace and friendship. Legacies to share.

Claudio Bisogniero
Ambassador of Italy to the United States

L'arte contemporanea, nelle sue varie manifestazioni, dà spesso l'impressione di muoversi in un suo mondo parallelo, con scarsi punti di contatto con la realtà della vita quotidiana. Altrettanto frequente è l'impressione che la creazione artistica tenda a risolversi nella riproposizione cruda e brutale di lacerti di realtà, avulsi da ogni contesto e trasformati in feticci dal significato enigmatico.
Il progetto congiunto tra Brera e Corcoran ha cercato con successo di battere altre strade, e di coniugare la libertà dell'arte contemporanea con un'assunzione di responsabilità morale e civile. Al di là dei concreti risultati, pur notevoli, a contare sono soprattutto da un lato il processo creativo che ha condotto a ogni singola opera e dall'altro la cornice generale di una collaborazione mirata a trovare, o per lo meno a cercare, una risposta ai problemi capitali del nostro tempo.
Guardare queste opere significa ripercorrere quel processo creativo e fare proprio il valore di un'azione collaborativa. Significa riflettere e al tempo stesso sentire. Sono le premesse per una consapevole scelta d'azione, e siamo certi che questa mostra darà un suo importante contributo a un nuovo orientamento nei costumi e nei consumi ormai non più differibile.

Alberto Manai
Direttore dell'Istituto Italiano di Cultura
Washington, DC

Contemporary art, in its various manifestations, often gives the impression of moving around in its own parallel world with few points of contact with the reality of everyday life. It also frequently happens that artistic creativity tends to result in the brutal restatement of raw fragments of reality detached from any context, and turned into fetishes with an enigmatic meaning.
The joint endeavor of Brera and Corcoran has successfully sought to explore new paths and to combine the freedom of contemporary art with its moral and civic responsibility. Beyond the tangible results, as significant as they are, stand on the one hand the creative process that led to each individual work and, on the other hand, the general framework of a collaboration aimed at seeking an answer to the most crucial problems of our time.
Looking at these works means to retrace the creative process and take possession of the value of a collaborative effort. It means to think and to feel at the same time. This constitutes the basis for conscious action, and we are confident that this exhibition will prove an important contribution to a new approach on customs and consumption habits that can no longer be postponed.

Alberto Manai
Director of the Italian Cultural Institute
Washington, DC

Da Presidente della Regione che ospiterà l'Expo nel 2015 non posso che apprezzare l'iniziativa dell'Associazione Flangini e la mostra dedicata ai temi dell'arte e del cibo, dal titolo "Siamo quel che mangiamo? Sostenibilità e arte". Il tema del nutrimento sarà al centro dell'Esposizione Universale che partirà nel maggio 2015 a Milano. In un mondo globalizzato, il tema della corretta alimentazione costituisce un fattore non più solo legato al "mangiare bene" ma anche al benessere psicofisico delle persone.
Per questa ragione, arte e cibo possono rappresentare le due facce di una stessa medaglia: quella del nutrimento culturale, la volontà di ogni individuo di migliorarsi, spiritualmente e materialmente.
L'Associazione Flangini ha una storia ricca di iniziative culturali e formative importanti, attuate in Italia e all'estero; occasioni in cui ha promosso la conoscenza del territorio lombardo, diffondendone la sua cultura e le sue eccellenze.
Il progetto di quest'anno, che vede il coinvolgimento anche dei giovani artisti dell'Accademia di Brera e del Corcoran College di Washington DC, prevede una serie di esposizioni a Milano e a Washington, ed è il risultato di intense ricerche e sperimentazioni sul tema dell'alimentazione condotta da professori e studenti dell'Accademia.
Sono convinto del successo della manifestazione e auguro all'Associazione di continuare con immutato impegno nella sua attività culturale.

Roberto Maroni
Presidente della Regione Lombardia

As President of the Region that will host Expo in 2015 I can only but appreciate the initiative of Flangini Association and the exhibition dedicated to the themes of art and food, entitled "Are we what we eat? Sustainability and Art."
The subject "food" will be the focus of the Universal Exhibition that will open on May 2015 in Milan. In a globalized world, the issue of proper nutrition is related not only to "well eating" but also to psychological "well-being" of the people.
For this reason, art and food can represent both sides of the same coin: the one of cultural nourishment, the desire of every individual to improve, spiritually and materially.
Flangini Association has a rich history of important cultural and educational initiatives, implemented in Italy and abroad; events organized with the aim to promote the knowledge of the Lombardy region reality, spreading its culture and its excellence.
This year project, which foresees the involvement of young artists of the Academy of Brera and the Corcoran College in Washington DC, provides a series of exhibitions in Milan and Washington, and is the result of intensive research and experimentation on the theme of feeding conducted by professors and students from the two academies.
I am convinced that the event will be a success and wish the Association to continue with undiminished commitment in its cultural activity.

Roberto Maroni
President of Lombardia Region

La Regione del Veneto ha patrocinato la mostra "Siamo quel che mangiamo? Sostenibilità e arte" che si distingue nel panorama espositivo perché unisce l'arte al tema dell'alimentazione, intesa come cultura, necessità, piacere e consapevolezza.
Le opere, realizzate dagli studenti e professori dell'Accademia di Belle Arti di Brera e del Corcoran College of Washington, sono frutto di una ricerca sul piano espressivo che abbraccia i diversi linguaggi creativi e diventano strumento per la consapevolezza di sé e delle esigenze individuali, ma anche delle dimensioni sociali, economiche e culturali legate all'esperienza del cibo.
L'iniziativa mette in luce il fenomeno della nutrizione, un tema che si presta a molteplici interpretazioni, e l'importanza dell'arte nella vita dell'uomo quale veicolo di espressione capace di portare alla luce emozioni profonde e stati inconsci che, una volta rappresentati, si trasformano diventando simboli e messaggi, che possono agire come riflessione e stimolo al cambiamento.
Saluto con piacere questa iniziativa, ideata dall'Associazione veneta Flangini, che rappresenta anche un significativo scambio culturale tra gli Stati Uniti e l'Italia.

Marino Zorzato
Vice Presidente e Assessore alla Cultura della Regione del Veneto

The Veneto Region has sponsored the exhibition " We are what we eat ? Sustainability and art ", which stands out in an original exhibition, because it combines art and nutrition as culture, need , pleasure and awareness.
The artworks created by students and professors of the Academy of Fine Arts of Brera and the Corcoran College of Washington, are the expression of different artistic languages, and become not only creative tool for self-awareness and individual needs , but also the size of social, economic and cultural challenges related to the experience of food..
The initiative highlights the phenomenon of nutrition, a theme that lends itself to multiple interpretations , and the importance of art in human life as a vehicle to bring out the deep emotions and unconscious states. Those, once represented , are transformed in symbols and messages, which stimulate to reflection and change.
It is with great pleasure that I support this initiative, conceived by the Flangini Association from Veneto, which also represents a significant cultural exchange between the United States and Italy.

Marino Zorzato
Vice President and Councillor for Culture, Veneto Region

Arte e cibo. Nutrimento e cultura. Il desiderio di fare nuove esperienze del mondo, così come la necessità di rappresentarlo con immagini e musica o di decifrarlo attraverso la scienza e l'estro letterario, appartiene da sempre alla storia dell'uomo. Il tema dell'alimentazione, infatti, è così complesso e sfaccettato che non può risolversi unicamente nella presenza o nell'assenza di cibo. A colmare la fame e la sete di conoscenza di ognuno di noi, ad arricchirci, a far crescere il nostro livello di consapevolezza nei confronti di sfide e problemi quotidiani concorrono numerosi interessi e fattori. È a quella ricchezza di significati e di valori che Expo Milano 2015 attinge per dare, grazie ai 130 Paesi che vi prenderanno parte, l'interpretazione più concreta, originale e all'avanguardia del tema "Nutrire il Pianeta. Energia per la Vita". Nel conferire forma al progetto dell'Associazione Culturale Giuseppe e Gina Flangini, le opere di questo catalogo, esposte a Milano e a Washington, cercano una risposta alla domanda: "Siamo quel che mangiamo?". Il risultato è un percorso artistico in cui sostenibilità, salute e piacere sono i momenti di snodo di un pensiero comune che esce dai volumi di filosofia per entrare nell'Accademia di Belle Arti e al Corcoran College of Art and Design. Sono questi, infatti, i campi in cui si gioca la partita del futuro. In cultura come in politica, in economia. Ed è in questi termini che si pongono le problematiche legate alla malnutrizione e allo squilibrio di risorse alimentari tra Nord e Sud del mondo, al centro del dibattito internazionale promosso dall'Esposizione Universale del 2015. Gli oltre 20 milioni di persone, che da tutto il mondo arriveranno a Milano per partecipare all'evento più importante ospitato in Italia nei prossimi anni, si troveranno immersi in un'area tecnologicamente avanzata, una Digital Smart City, in cui sperimentare le più grandi innovazioni della scienza e scoprire le eccellenze mondiali in tema di nutrizione e alimentazione. Expo Milano 2015, però, non è solo un invito a conoscere la varietà e la vastità del pianeta: vuole produrre e proporre soluzioni efficaci per garantire a tutti cibo sano, sicuro e sufficiente. Un obiettivo ambizioso, un traguardo che può essere raggiunto facendo ricorso alle qualità che rendono unici gli artisti: la creatività e il talento di chi ha idee e progetti e l'ambiziosa determinazione di lasciare un segno.

Giuseppe Sala
Commissario unico di Expo 2015

Art and food. Nourishment and culture. The desire for new experiences in the world, as well as the need to represent it through images and music or to decipher it by means of scientific research and literary inspiration, has always belonged to the history of man. As a matter of fact, nutrition is such a complex and multifaceted issue that it cannot be reduced to the presence or absence of food. A multitude of factors contribute to the satisfaction of our hunger and thirst for knowledge, to our enrichment, to our awareness of the challenges of everyday problems. Expo Milano 2015, with its 130 participant countries, aims to tap exactly this wealth of meanings and values in order to give the most concrete, original and cutting edge interpretation of the theme "Feeding the Planet. Energy for Life". The works in this catalog, which are exhibited in Milan and Washington, DC, provide substance to the project created by Associazione Culturale Giuseppe e Gina Flangini, while seeking an answer to the question: "Are we what we eat?". The result is an artistic journey in which sustainability, health and pleasure are the crucial moments of a common thought that leaves the pages of philosophy books to enter the Accademia di Belle Arti and the Corcoran College of Art and Design. These are, indeed, the playgrounds on which the match of the future takes place. In culture as well as in politics and economics. And these are the terms defining the issues of malnutrition and food disparity between North and South that is at the center of the international debate promoted by the Universal Exposition of 2015. This Exposition will be the most important event hosted in Italy in the next years. 20 million plus people will come to Milan from all over the world and they will find themselves in a technologically advanced environment, a Digital Smart City, where they will experience the greatest innovations in science and discover the most advanced developments in nutrition and feeding. Expo Milano 2015, however, is not only an invitation to appreciate the variety and vastness of our planet: its objective is to provide effective solutions to ensure healthy and safe food for everybody. An ambitious objective, a goal that can be achieved by resorting to the qualities that make artists unique individuals: the creativity and talent of those who have ideas and make projects and are led by the ambitious determination to make their mark.

Giuseppe Sala
Commissioner Expo 2015

L'Arte, l'amore e il gusto per il bello, insieme alla tradizione gastronomica e alimentare sono tra gli elementi della nostra identità storica e culturale più conosciuti, amati e apprezzati nel Mondo. "Siamo quel che mangiamo? sustenance and art", curata e organizzata dall'Associazione Culturale G&G Flangini, fonde in un unico contesto questi temi apparentemente lontani anticipando le prospettive che animeranno l'Esposizione Universale del 2015: l'alimentazione come momento culturale, sociale; come strumento di avvicinamento tra i popoli e occasione di apertura e commistione culturale, per un mondo multiforme ma unito, ricco di diversità ma solidale.
Quella di Milano vuole essere infatti l'Expo dei contenuti, della conoscenza, del know how condiviso e diffuso e l'arte rappresenta una delle forme di conoscenza più universali, forse la più immediata.
Arte e alimentazione diventano dunque nelle opere dei giovani artisti dell'Accademia di Brera e del Dipartimento di Arti Visive e Design del Corcoran College of Art di Washington un linguaggio per esprimere il mondo e la vita; un momento di riflessione e di consapevolezza che partendo da questo binomio sottolinea, in sintonia con i principi ispiratori e gli obiettivi di Expo 2015, la centralità del tema dell'alimentazione come momento fondante di ogni progresso possibile e sostenibile.

Giuliano Pisapia
Sindaco di Milano

Art, love and taste for beauty, along with food and cooking traditions are among the elements of our historical and cultural identity, well known, loved and appreciated throughout the world.
"Are we what we eat? sustenance and art ", the event curated and organized by the Cultural Association G & G Flangini, merges into a single context, these issues that seem apparently far away from each other, anticipating the perspectives that animate the universal exhibition of 2015: feeding as cultural and social moment, as an instrument of rapprochement between peoples and opportunity for openness and cultural mixture, for a united but multiform, rich in diversity but supportive world.
Milan Expo wants to be in fact the event of contents, knowledge, shared and disseminated know-how; art is one of the most universal forms of knowledge, perhaps the most immediate one.
Arts and power become so in the works of the young artists of the Academy of Brera and the Department of Visual Arts and Design at the Corcoran College of Art in Washington a language to express the world and life, a moment of reflection and awareness that starting from this combination emphasizes, in line with the guiding principles and objectives of Expo 2015, the centrality of the theme of food as a founding moment for all progress possible and sustainable.

Giuliano Pisapia
Mayor of Milan

Le mostre, nate dalla collaborazione tra l'Accademia di Brera a Milano, il Corcoran College of Art + Design a Washington e l'Associazione Flangini, rappresentano un significativo risultato a molti livelli. L'"impresa" per ciascuna istituzione è stata enorme sia per l'impegno di ricerca richiesto ai 50 studenti e professori di ciascuna accademia sia per l'organizzazione in sedi espositive situate in due continenti diversi con le complicazioni di un trasporto attraverso l'Oceano Atlantico. Un senso di forte coesione tra gli artisti ha consentito la produzione d'opere d'arte appositamente create per le esposizioni e l'organizzazione di un evento tanto complesso.

Infine, e più significativamente, si è stabilito un forte legame di collaborazione e scambio culturale tra gli artisti che partecipano al progetto: studenti e docenti dell'Accademia di Brera e del Corcoran sono accomunati dallo sforzo condiviso e dalla prospettiva di future relazioni tra le due importanti istituzioni d'arte.
Il Dipartimento di Belle Arti del Corcoran è lieto di condividere con gli artisti di Brera l'esperienza di questa stimolante serie di mostre che affrontano il tema "Siamo quel che mangiamo?"

Lynn Sures
Professor, Chair of Fine Art
Corcoran Gallery of Art and
Corcoran College of Art + Design

The exchange exhibitions between the Accademia di Brera in Milan and the Corcoran College of Art + Design in Washington are notable on many levels. The undertaking for each institution is enormous, given the logistics of curating thematic exhibitions among approximately 25 students and 25 professors from each college; locating exhibition venues in each city, and arranging safe transit across the Atlantic Ocean. A sense of collegiality is established within the groups of exhibitors in creating artworks for their shows and engaging in grass-roots funding efforts to enable the shows to travel.

Finally and most significantly an international bond of understanding is formed between the individual artists who participate in such an ambitious initiative–the students and faculty at the Brera and the Corcoran are now linked in an effort they have shared, with great promise for future collaborations and exchanges between these major institutions of art. We in the department of Fine Arts at the Corcoran are delighted to share a partnership with the artists of the Brera in this exciting series of exhibitions addressing the theme, "Siamo Quel Che Mangiamo?"

Lynn Sures
Professor, Chair of Fine Art
Corcoran Gallery of Art and
Corcoran College of Art + Design

Che le scuole debbano impegnarsi a non essere delle monadi separate è un'idea ormai condivisa dai più.
L'Accademia di Belle Arti di Brera rinnova così l'intenzione di ampliare il dialogo con la contemporaneità di cui è parte, proseguendo positivamente sulla strada inaugurata attraverso la collaborazione e lo scambio di esperienze avvenuto con Cina, Corea e California. A conferma della propensione a un dialogo culturale di ampio respiro, che non esiti a confrontarsi con realtà internazionali, l'Accademia ha risposto positivamente all'opportunità, particolarmente stimolante, di rapportarsi con il Corcoran College of Art di Washington, attraverso il tema del nutrimento, protagonista del dibattito internazionale, ora oggetto d'indagine per l'Esposizione Universale di Milano 2015.
Dialogo infatti, all'interno di un evento espositivo che interesserà il Grattacielo Pirelli di Milano per poi spostarsi presso l'Atrium della Corcoran Gallery of Art a Washington, le opere dei docenti, venticinque dell'Accademia di Brera e altrettanti del Corcoran.
Gli allievi vedranno invece esposte le loro opere all'interno delle scuole di provenienza. L'Accademia diverrà così protagonista e testimone di un dinamismo didattico che, pur nel rispetto della tradizionale vocazione alle arti plastiche e visive, la apre a nuovi stimoli e ricerche, sostenuti dal rapporto dialettico docente-discente, Accademia-contemporaneità. Grazie a queste esperienze la nostra Istituzione si viene configurando dunque come un laboratorio internazionale di cui la didattica, attraverso le differenze già in essere all'interno della struttura stessa, è il filo conduttore. Tale iniziativa è pertanto concepita come una realtà che non si esaurisce in sé, ma quale esperienza aperta, momento di ricognizione che ci inviti a dialogare con le urgenze della contemporaneità inserendoci in un dibattito che và oltre i confini nazionali. L'idea stessa di collaborazione si ridefinisce divenendo capacità di lavorare su progetti di ricerca che promuovano l'incontro tra l'arte praticata nelle Accademie e le realtà esterne in un significativo ed imprescindibile intreccio di contaminazioni.
A suggerire la natura dell'approccio è il tema stesso "*siamo quel che mangiamo?*".

Franco Marrocco
Direttore dell'Accademia di Belle Arti di Brera

That schools should undertake not to be separate monads, is an idea nowadays shared by most of the people.
The Academy of Fine Arts Brera renews its intention to expand the dialogue with the contemporary world which it belongs to, continuing the positive effect on the path opened through the collaboration and through the exchange of experiences that took place already with China, Korea and California. In order to confirm its propensity to a wide-ranging cultural dialogue, which does not hesitate to face international realities, the Academy has positively responded to the particularly challenging opportunity to deal with the Corcoran College of Art in Washington, through the theme of nourishment, the subject protagonist of the international debate now under investigation for the Universal Expo of Milan 2015.
Dialogue, in fact, through an exhibition of the works of twentyfive teachers of the Brera Academy and twentyfive teachers of the Corcoran, which will be showcased at the Pirelli Tower in Milan before moving to the Atrium of the Corcoran Gallery of Art in Washington, DC.
Students will instead display their works in the schools of origin. The Academy will thus become protagonist and witness of a dynamic teaching that, while respecting the traditional vocation to the fine and visual arts, opens to new ideas and investigations, supported by the dialectical relationship teacher-student, Academy-contemporaneity.
Thanks to these experiences our institution is becoming, therefore, an international laboratory where teaching, through the differences already existing within the structure itself, is the common thread. This initiative is therefore conceived as a reality that does not end in itself, but as an open experience, a moment of recognition that invites us to a dialogue with the urgencies of contemporary life and inserts us in a debate that goes beyond national boundaries.
The very idea of collaboration is redefined becoming ability to work on research projects that promote the encounter between art practiced in Academies and external realities in a significant and unavoidable tangle of contamination.
To suggest the nature of the approach is the subject itself "are we what we eat?".

Franco Marrocco
Director of the Academy of Fine Arts Brera

"La storia della cultura è una grande tavola imbandita di portate innumerevoli e preziose messe a disposizione dell'uomo singolo, sempre alla ricerca a partire dalla sua fame e dalla sua sete" (www.expo2015.org). Questa metafora ben rappresenta il profondo e insaziabile bisogno, e la conseguente ricerca da parte dell'individuo, di "cibi e bevande" che alimentino il corpo e l'anima, e siano nutrimento dell'intelletto.
L'arte e la cultura sono le dimensioni che, veicolando significati simbolici, messaggi immateriali, memorie collettive, possono soddisfare queste necessità.
Il fenomeno della nutrizione implica però anche aspetti problematici come malnutrizione, carenza ed eccesso. A questo riguardo la rappresentazione artistica assolve al ruolo fondamentale di educazione e formazione critica: strumento per la consapevolezza di sé e delle esigenze individuali, ma anche delle dimensioni sociali, economiche e culturali legate all'esperienza del cibo. L'arte e la cultura possono e devono agire come denuncia, riflessione e stimolo al cambiamento
Da queste premesse e da questo convincimento è nata la manifestazione "Siamo quel che mangiamo?_ sostenibilità e arte" che l'Associazione Flangini è orgogliosa di promuovere con l'Ambasciata d'Italia, l'Istituto Italiano di Cultura, il Corcoran College di Washington e l'Accademia di Belle Arti di Brera, una collaborazione internazionale che ha coinvolto studenti e professori del due Paesi in un intenso scambio culturale proiettato verso il futuro.

Cristina Renso
Presidente dell'Associazione Flangini

"The history of culture is a large table laden with countless precious courses made available to the individual man, always on a search based upon his hunger and his thirst" (www.expo2015.org). This metaphor is a good representation of the profound and insatiable need, and consequent search by the individual, for "food and drinks" that feed the body and the soul, and nourish the intellect.
Art and culture are dimensions that, by conveying symbolic meanings, intangible messages and collective memories, can satisfy these needs.
The phenomenon of nutrition also implies problematic aspects such as malnutrition, deficiency and excess. In this regard, the artistic representation also fulfils an essential role of education and critical training: a tool for self-awareness and individual needs, but also with social, economic and cultural dimensions linked to the experience of food. Art and culture can and must act as exposure, reflection and stimulus for change.
It was from these premises and from this conviction that the "Are we what we eat?_ Sustainability and Art" event was created, which the Flangini Association is proud to have sponsored along with the Italian Embassy, the Italian Cultural Institute, the Corcoran College of Washington and the Fine Arts Academy of Brera: an international collaboration that has involved students and professors of the two countries in an intense cultural exchange projected towards the future.

Cristina Renso
President, Flangini Association

Art as food, as food, as food

Antonio d'Avossa

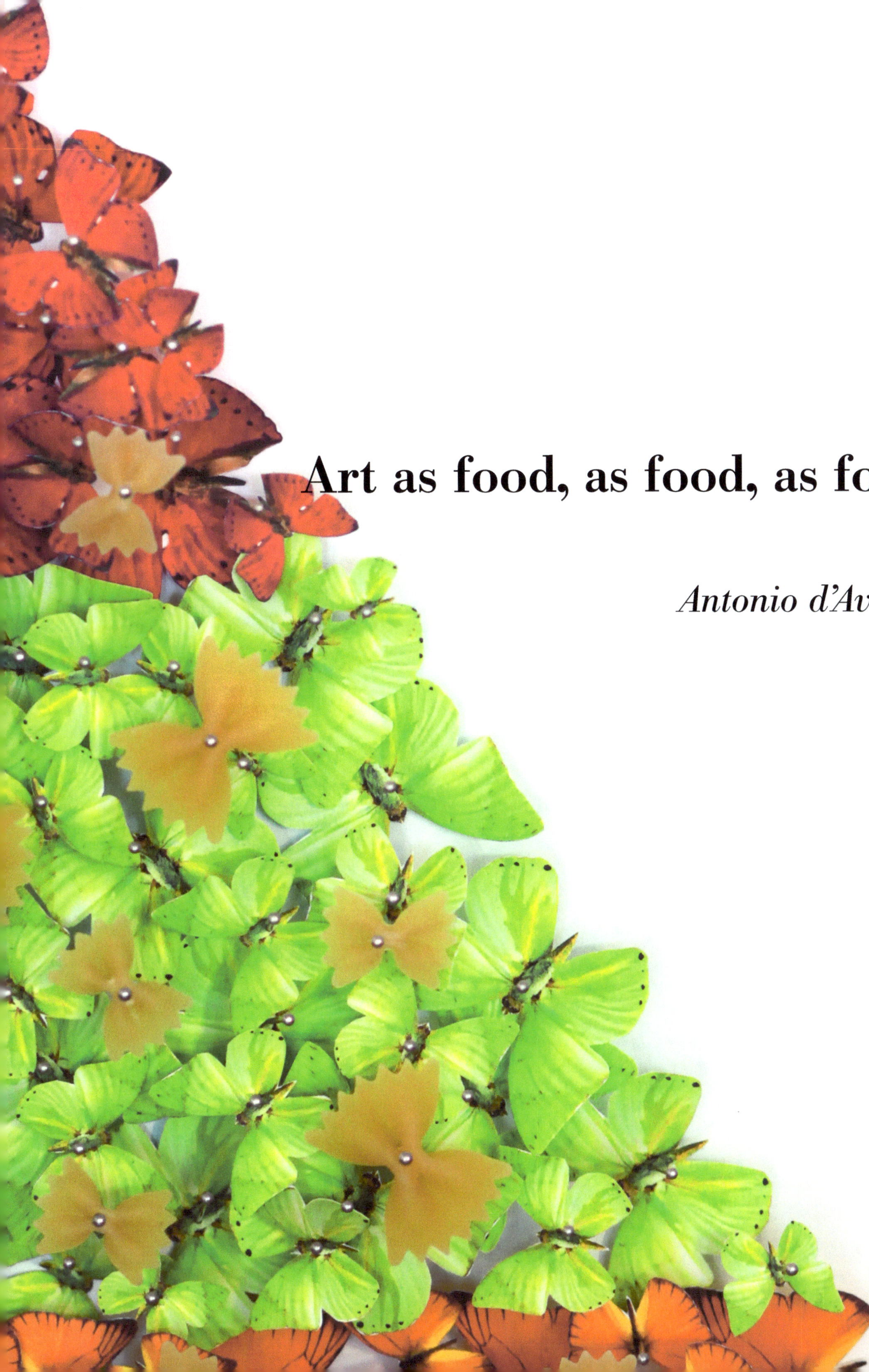

Art as food as food as food

Antonio d'Avossa

A partire dai primi graffiti, che rappresentavano scene di caccia sulle pareti delle caverne, la relazione tra l'arte e il cibo, inteso come bisogno primario per la sopravvivenza, è una costante continua nella storia dell'arte. La forza di queste relazioni è rappresentata dall'auspicio di un nutrimento collettivo, che si proponeva prima di tutto al senso della vista e, solo dopo le fatiche della caccia o della pesca e della cottura, al senso del gusto. C'è tuttavia da sottolineare che esistono una serie di varianti che conducono questa relazione sino alla contemporaneità. Si tratta di variazioni che superano anche i generi e le discipline. Per questo sarà sufficiente pensare all'origine e allo sviluppo della natura morta per comprendere quanto sia importante la rappresentazione di soggetti e tematiche sullo sfondo della presenza di cibi. Nell'ultimo secolo queste tematiche, con le avanguardie storiche e con le neo-avanguardie, hanno subito una vera e propria esplosione soprattutto attraverso le declinazioni della presentazione oltre che della rappresentazione, ed infine nello sviluppo prorompente dei nuovi mezzi espressivi.
Così la fotografia, il cinema, il video, la performance, l'happening, l'installazione e tutte le nuove forme dei linguaggi artistici hanno prodotto una continua e forte presenza della tematica del nutrimento nell'arte contemporanea. Marvin Harris, il grande antropologo americano, nel suo libro "Good to eat. Riddles of Food and Culture", (Buono da mangiare. Enigmi del gusto e consuetudini alimentari), non esita ad approfondire la relazione tra nutrimento e pensiero. E di seguito dichiara che "il cibo, per così dire, deve nutrire la mentalità collettiva prima di poter entrare in uno stomaco vuoto", e subito dopo ribaltando l'affermazione e aprendo un'ampia riflessione, scrive "il cibo deve nutrire lo stomaco collettivo prima di poter alimentare la mentalità collettiva". Il focus insiste sui due concetti: il pensiero, o la mentalità collettiva e il nutrimento, o lo stomaco. Lungo tutto il suo processo storico, dalle forme antiche sino all'oggi, il pensiero visivo nelle sue più diverse forme insisterà, ugualmente su questi concetti e li attraverserà con la formula della visione e del desiderio. Si desidera ciò che si vede! La pubblicità conosce bene queste formule della visione e del desiderio. I menù visivi con attraenti fotografie sono il punto d'arrivo di questo genere

Art as food as food as food

Antonio d' Avossa

From the earliest cave drawings of hunting scenes, the relationship between art and food, intended as a basic need for survival, has always been a constant in the history of art. The strength of these relationships is represented by the perfect desire for a collective nourishment which appears, first and foremost, to the sense of sight and then, only after the effort of hunting or fishing and cooking, to the sense of taste. Nevertheless, it must be stressed that there are a number of variations that accompany this relationship to modern times. These are variations that go beyond even genres and disciplines. This is why all you need to do is think about the origin and the development of still life to understand just how important the representation of subjects and themes is on the background of the presence of food. Over the last century these themes, with historical avant-garde and neo avant-garde, have undergone a veritable explosion of presence, particularly through the many facets of presentation as well as representation, and finally in the irrepressible development of new means of expression.
So photography, film, video, performance, happening, installation and all new forms of artistic language have led to a continuous and strong presence of the food theme in contemporary art. In his book "Good to eat. Riddles of Food and Culture ", the great American anthropologist Marvin Harris does not hesitate to explore the relationship between thought and nourishment. And he immediately states that "food, so to speak, must nourish the collective mind before it can enter an empty stomach," and immediately afterward, reversing the statement and opening a broad reflection, he writes "food must nourish the collective stomach before it can feed the collective mind." The focus remains in two areas: thought, or the collective mind, and nourishment, or the stomach. Visual thinking in its various forms, throughout its entire historical process and age old forms until present day will also persist in these areas and will come through them with the formula of sight and desire. Whatever we see, we want! The advertising field is very familiar with these formulas of sight and desire. Visual menus with attractive photographs are the culmination of this type of formula which replaces written menus which refer only to the imagery of the dish and which require

in sostituzione dei menù scritti che rinviano solo all'immaginario del piatto e che presumono un pensiero ed una conoscenza più elaborata.
In queste formule si interseca la rappresentazione come presentazione e il cibo come nutrimento immediato, dal consumo veloce e dunque privo di riflessione sulle nostre azioni e sul processo gustativo. Su questo punto nodale, il rapporto tra rappresentazione e presentazione, insisterei, perché solo con le Avanguardie questo nodo viene sciolto. A partire dalla cucina Futurista, passando per la messa in discussione della rappresentazione pittorica di René Magritte, l'arte in tutte le sue varianti ed in tutti i suoi generi si è attrezzata per una vera e propria indistinzione di questi concetti come domini separati. Ce lo ha detto da tempo l'avanguardia! Daniel Spoerri con i suoi Tableux Piege, Andy Warhol con le sue Campbell Soup, Piero Manzoni con le sue Michette Acrome, George Maciunas con il suo Identical Lunch e tanti altri artisti della seconda metà del secolo scorso hanno dichiarato con sicurezza che il cibo e l'arte non individuano confini definiti, ma si producono nel luogo dell'incontro. Un artista in particolare dimostra esemplarmente che questi confini sono estremamente deboli, con una linea di demarcazione praticamente inesistente. Si tratta di Joseph Beuys, il grande maestro della "scultura sociale". E se non basta la sua affermazione: "Esistono contadini che sono artisti e che coltivano patate"… "Se un uomo può provare una cosa reale, se può far sviluppare una cosa di importanza vitale dalla terra, allora lo si deve considerare come un essere creativo in questo campo. E in questo senso lo si deve accettare come un artista", allora proseguiremo con una riflessione sul senso del gusto messo in relazione al senso della vista. Il senso del gusto nell'opera di Beuys è rappresentato dall'immissione estremamente continua ed emblematica di cibi e alimenti veri e propri all'interno delle sue installazioni, vetrine, oggetti, azioni. Ecco allora comparire, fin dai primi anni sessanta, salsicce, pancette, prosciutti, lardo, burro, margarina, cioccolata, zucchero, latte, olio di oliva, vino, miele, pesci e carni secche, e la lista potrebbe continuare. Materiali organici dunque ma sempre e solo simbolici e rinvianti ad altro o per l'indispensabilità della sopravvivenza. Questo è il senso del gusto per Joseph Beuys: assicurarsi, attraverso alcuni alimenti/elementi dalla forte potenzialità energetica, la sopravvivenza in situazioni estreme. E' all'unità complessiva e complessa dei sensi che partecipano questi alimenti; una specie di rimessa in discussione della gerarchia dei sensi dunque è a monte di questa pratica.

more elaborate thought and awareness.
In these formulas representation as presentation intersects with the food as immediate, rapidly consumed nourishment, therefore without any reflection on our actions and the taste process. I would emphasize this pivotal point between representation and presentation because this bond is broken only with the Avant-garde. From Futurist cuisine, moving through the questioning of the pictorial representation prepared by René Magritte, art in all its forms and in all its various types has made these areas truly indiscernible as separate domains. The Avant-garde have been telling us that for a long time!
Daniel Spoerri with his "Tableux Piege", Andy Warhol with his "Campbell Soups", Piero Manzoni with his "Michette Acrome", George Maciunas with his "Identical Lunch" and many other artists from the end of the last century have confidently stated that food and art have no clear boundaries but are produced at the meeting point. One artist in particular provides us with an exemplary demonstration that these boundaries are extremely weak with a virtually non existent border. It is Joseph Beuys, the great master of "social sculpture". And if this statement he made is not enough: "There are farmers who are artists and who grow potatoes" ... "If a man can experience a real thing, if he can develop a thing of vital importance from the earth, then he must be regarded as a creative in this field. And in this sense, he must be accepted as an artist", then we can continue with reflection on the sense of taste which has always been related to the sense of sight. The sense of taste is represented in Beuys' world by an extremely consistent and emblematic placement of dishes and actual foods within his installations, displays, objects, actions. And so, since the early sixties we have the appearance of sausages, bacon, ham, lard, butter, margarine, chocolate, sugar, milk, olive oil, wine, honey, fish and dried meats, and the list goes on. So organic materials, but always merely symbolic which also refer to something else or for the essentialness of survival. This is Joseph Beuys' take on the sense of taste: to ensure survival in extreme situations through some foods / items with a strong energy potential. These foods participate in the overall combination of the senses; so a sort of questioning of the hierarchy of the senses is at the head of this practice.
On this subject I would like to quote a letter written by the poet Lorenzo Stecchetti (Olindo Guerrini) to Pellegrino Artusi and recorded by the latter in his Science in the Kitchen and the Art of Eating Well: "The human race lasts only

A questo proposito citerò una lettera scritta dal poeta Lorenzo Stecchetti (Olindo Guerrini) a Pellegrino Artusi e da quest'ultimo riportata nel suo La scienza in cucina e l'arte di mangiar bene: " Il genere umano dura solo perché l'uomo ha l'istinto della conservazione e quello della riproduzione e sente vivissimo il bisogno di soddisfarvi. Alla soddisfazione di un bisogno va sempre unito un piacere e il piacere della conservazione si ha nel senso del gusto e quello della riproduzione nel senso del tatto. Se l'uomo non appetisse e non provasse stimoli sessuali, il genere umano finirebbe subito. Il gusto e il tatto sono dunque i sensi più necessari, anzi indispensabili alla vita dell'individuo e della specie. Gli altri aiutano soltanto e si può vivere ciechi e sordi, ma non senza l'attività funzionale degli organi del gusto." La riflessione di Stecchetti continua proprio della direzione indicata prima. Egli considera questa gerarchia ingiusta e ne critica l'umana ineguaglianza. "Come è dunque nella scala dei sensi i due più necessari alla vita ed alla sua trasmissione sono reputati più vili? Perché quel che sodisfa gli altri sensi, pittura, musica, ecc., si dice arte, si ritiene cosa nobile, ed ignobile invece quel che soddisfa il gusto? Perché chi gode vedendo un bel quadro o sentendo una bella sinfonia è reputato superiore a chi gode mangiando un'eccellente vivanda? Ci sono duenque tali ineguaglianze anche tra i sensi che chi lavora ha una camicia e chi non lavora ne ha due?"
A queste domande certamente il lavoro di Beuys dà una risposta che, si badi bene, non è una risposta di contrapposizione o di inversione della gerarchia, ma di integrazione. Beuys non dipinge nature morte con alimenti, non distribuisce opere destinate a consumarsi nello stomaco del pubblico dell'arte, non presenta evocativi aromi e profumi, presenta piuttosto gli alimenti nella loro funzione simbolica ed energetica in quanto garantiscono la sopravvivenza dell'uomo e certamente anche dell'arte con il quale identifica la sua creatività. Prova ne è quell'opera-multiplo del 1977 e titolata con profetica visionarietà "Food for Thought". E' un pensiero che dovrebbe sempre ritornare quando mangiamo e quando guardiamo. Perché se è vero, come è vero, che per fare un hamburger servono 2.400 litri di acqua, facciamo in modo che il nostro pensiero si concentri sull'acqua, come una vera e propria contro-immagine, come suggeriva Beuys.
Non siamo solo quello che mangiamo, siamo anche, se non soprattutto, quello che vediamo, e vedendo pensiamo.

because man has the instinct of preservation and reproduction and because he deeply feels the need to satisfy these instincts. Satisfying a need should always be combined with a pleasure and the pleasure of preservation is found in the sense of taste, whereas the pleasure of reproduction is found in the sense of touch. If man had no desire and did not experience sexual stimuli, the human race would come to an immediate end. Taste and touch are therefore the most necessary, indeed essential senses for the life of the individual and the species. The others only help and one can live blind and deaf, but not without the functional activity of the organs of taste." Stecchetti's reflection continues precisely in the direction stated above. He considers this hierarchy unfair and criticizes human inequality. "How is it then that on the scale of senses, the two which are most necessary for life and the transmission of life, are deemed most vile? Why is it that those things that satisfy the other senses, painting, music, etc. are called art, are deemed to be something noble, yet those things that satisfy taste are deemed instead to be vile? Why is it that those who enjoy a beautiful painting or symphony are said to be superior to those who enjoy eating an excellent meal? Shall we then admit that the same inequalities exist among the senses as those which exist in a society where one who works has just one shirt whereas one who does not work has two?"
Beuys' work certainly responds to these questions; a response, mind you, which is not in opposition to or reversal of the hierarchy, but rather of integration. Beuys did not paint still life with food, he did not produce works intended for consumption in the stomach of public art, he did not present evocative aromas and flavors, but he instead presented the same foods in their symbolic and energy function in order to ensure that they would be essential to the survival and sustainability of man and certainly of the art with which he identifies his creativity. Proof of this is that multiple work of 1977 which was prophetically entitled "Food for Thought". It's a thought that should always come to mind when we eat and when we look. Because if it is true (as it is) that 2,400 liters of water are needed to make a hamburger, we make sure to focus our thoughts on water, like a real counter-image, Beuys suggested.
And in conclusion I would like to say: We are not only what we eat, we are also, if not first and foremost, what we see, and in seeing we think.

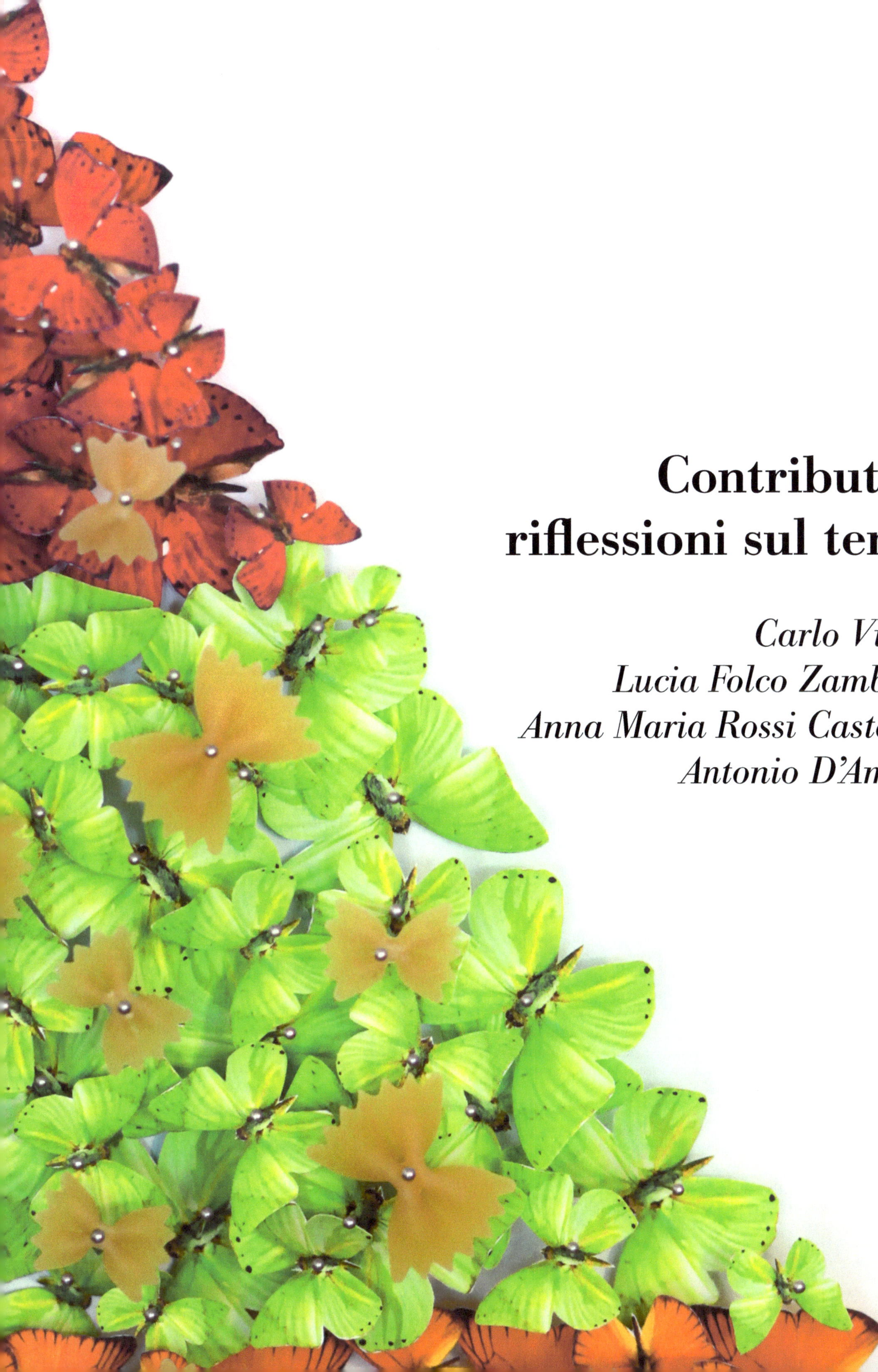

Contributi e riflessioni sul tema

Carlo Vitali
Lucia Folco Zambelli
Anna Maria Rossi Castaldi
Antonio D'Amico

Siamo ciò che mangiamo oppure mangiamo ciò che Siamo?

Ogni essere umano è animato da un'innata ricerca di gratificare la propria percezione del concetto di 'felicità'. Un processo personalizzato dalle individuali percezioni che se ne nutrono e interminabile grazie al costante mutare della percezione individuale in relazione alla crescente evoluzione delle esigenze personali in merito. La scala dei bisogni che ogni essere umano avverte disposta in gerarchia di valori e nelle loro mutue sussidiarietà e reciproci pesi di priorità definisce le aspettative di gratificazione nutrite da ognuno dalla cui gratificazione discende la 'temporanea' felicità che ne aveva motivato la ricerca.
La costante precarietà di avvicinamento allo stato di felicità raggiunto sollecita gli esseri umani ad ancorare tra i bisogni quelli della solidarietà e della reciproca difesa dei valori comuni aggregando la propria lealtà di relazioni nei diversi aggregati sociali (coppia, famiglia, clan, tribù, etc.) che compongono la gerarchia delle istituzioni legittimate ad assumere il ruolo di rappresentanza collettiva delle aspettative individuali ed, in cambio, a imporre gli obblighi che ne conseguono ai singoli individui e gruppi sottoordinati. La continuità dell'accettazione dal basso di quei vincoli ulteriori apposti dalla gerarchia sociale alla selvaggia aspirazione di ognuno al raggiungimento hic et nunc delle proprie dosi di felicità è garantita dalla condivisione lungo tutta la piramide istituzionale d'una comune visione di valori delle loro priorità e pesi di scambio; ciò compone la antropologia-culturale di ogni comunità nel cui ambito possono coesisterne di diverse purché si rispettino le diversità e nel contempo la coesistenza della stabilità della piramide; ogni strato istituzionale cura la tutela dei propri valori irrinunciabili.
Tutte le manifestazioni in cui si estrinseca perciò la vita sociale (coppia, famiglia, clan, etc.) si estrinsecano in celebrazioni collettive destinate a gratificare i tre piani in cui si manifestano le aspettative della felicità per gli esseri umani; Soma, Mente, Spirito. I processi che presiedono al nutrimento delle esigenze del Soma sono presenti in ogni celebrazione collettiva come lo sono quelle che presiedono al nutrimento delle esigenze della Mente e dello Spirito indipendentemente dal livello di erudizione e dal profilo delle caratteristiche individuali; tutti gli esseri umani sono portati a posporre la propria voracità a beneficio della sopravvivenza dell'affetto di coppia, dell'integrità della prole, della solidarietà del clan e tutti gli esseri umani accettano di frenare le proprie urgenze per godere di percezioni personalissime del bello che ne suggestionano sul piano artistico la sensibilità secondo il grado di sofisticazione intellettuale e spirituale raggiunto da ognuno.
Al fine di garantire la stabilità sociale e migliorare il proces-

We are what we eat or we eat what we are?

Every human being is driven by an innate search to gratify their own perception of the concept of 'happiness': a process personalised by individual perceptions that are nourished and kept infinite by the constant mutation of individual perception in relation to the growing evolution of personal needs in that regard. The scale of needs that every human being perceives, arranged in hierarchy of values and in their mutual subsidiarity and reciprocal weights of priority, defines the expectations of gratification nourished by each one of us, the gratification of which leads us to the 'temporary' happiness that had motivated their search.
The constant precariousness of approaching the state of happiness incites human beings to anchor among their needs those of solidarity and mutual defence of common values, by aggregating their loyalty of relationships in different social groups (couples, families, clans, tribes, etc.) which make up the hierarchy of the institutions legitimated to assume the role of collectively representing individual expectations and, in exchange, imposing obligations that ensue therefrom upon the sub-ordered individuals and groups. The continuity of acceptance from the bottom of those further constraints affixed by the social hierarchy to the wild aspiration of everyone to achieving hic et nunc their own doses of happiness is guaranteed by the sharing, along the whole institutional pyramid, of a common value vision of their priorities and weights of exchange. This makes up the cultural anthropology of each community in whose scope many of them may coexist, provided that the diversities and, at the same time, the coexistence of the stability of the pyramid are respected; each institutional layer deals with protecting its essential values.
All the manifestations in which, therefore, social life is expressed (couples, families, clans, etc.) are expressed in collective celebrations destined to gratify the three levels in which the expectations of happiness for human beings manifest; Body, Mind, Spirit. The processes that govern the nourishment of the needs of the Body are present in every collective celebration, as are those that govern the nourishment of the needs of the Mind and the Spirit irrespective of the level of erudition and the profile of individual characteristics. All human beings are inclined to put their own voraciousness aside for the benefit of the survival of the affection of the couple, the integrity of the offspring and the solidarity of the clan, and all human beings agree to curb their own urgencies in order to enjoy very personal perceptions of beauty that suggest, on an artistic level, their sensitivity according to the degree of intellectual and spiritual satisfaction achieved by everyone.
In order to ensure social stability and to improve the process of achieving individual happiness, cultural anthropology

so di conseguimento della felicità individuale la antropologia-culturale ancora le celebrazioni attorno a rituali capaci di contenere ad ogni livello tutti gli aspetti che concorrono a garantire la gratificazione di Soma, Mente e Spirito; la Religione collega (re-liga) i singoli all'"altro da sé" lungo tutta la gerarchia di aspettative in ogni celebrazione il cui contenuto diviene rito sacro. Lo 'spezzare il pane', l'"intimità matrimoniale', la 'patria potestas', il 'rispetto dei diversi', la 'lealtà verso il clan', l'"ospitalità agli stranieri', etc. sono tutti valori che ogni antropologia-culturale rende sacrali.
Le cerimonie nutritive (agapi) quindi si arricchiscono di valori culturali che contengono valori somatici (alimentazione), valori mentali (partecipazione comunitaria) e valori spirituali (trascendenza dei simboli).
La composizione dell'essere umano sui tre piani di Soma, di Mente e di Spirito s'è incarnata da sempre sin dai primordi sociali nella famiglia e nella tribù consolidando le diverse antropologie-culturali tramandatesi lungo le generazioni tramite rituali comunitari ricchi di 'tabù' come strumento educativo all'adozione di accorgimenti fondati sul buon senso della 'prudenza' individuale, ma gradualmente trasmessi come pratiche di un senso comune cui la comunità aderisce per tutelare organicamente le proprie peculiarità etniche.
Rituali che partono sempre dalla necessità di tutelare i bisogni psico-fisici della Vita quotidiana personale e comunitaria (nutrimento, prestanza, sicurezza, benessere, ofelimità) secondo i classici livelli della scala dei Bisogni indicata sul piano scientifico dalla psicologia (Jung, Maslow, Daniel Kahneman) ma, una volta che si siano consolidati nell'ambito delle aspettative più quotidiane, devono gratificare poi le aspettative nutrite dagli individui più evoluti, quindi più ricche di esigenze intellettuali (Mente) e trascendenti le stesse esigenze del benessere PNEI o psico-fisico (Spirito).
Questo passo è compiuto 'interpretando' i rituali come percorsi iniziatici di auto-educazione alla gestione in autonomia della propria prudenza nell'affrontare il rischio della precarietà della vita in qualsiasi ambiente fisico o sociale essa si manifesti.
Il mangiare insieme diventa allora Agape fraterna cui è ammesso ogni adepto e gli eventuali estranei privi di tutele dei propri clan. L'ospitalità diventa allora valore più ricco della pura compassione e mutua solidarietà per estendere i confini della tribù con debita prudenza e reciproco rispetto! Condividere il pane quotidiano è il simbolo di un concetto di fratellanza esteso a ogni essere umano.
Ciò che vale per il desinare in comune si applica anche nei rituali che vi sono associati ma che si riferiscono alla gratificazione di altri bisogni; prestanza (condivisione della fitness

anchors celebrations around rituals able to contain at each level all the aspects that contribute to ensuring the gratification of Body, Mind and Spirit; Religion re-connects (re-liga) individuals to "the Other" along the whole hierarchy of expectations in every celebration whose content becomes a sacred rite. The 'breaking of bread', 'matrimonial intimacy', 'power of the father', 'respect of diversity', 'loyalty to the clan', 'hospitality to strangers', etc. are all values that each cultural anthropology makes sacred. The nourishing ceremonies (agapes) are therefore enhanced by cultural values that contain bodily values (nourishment), mental values (community participation) and spiritual values (transcendence of symbols).
The composition of the human being on the three levels of Body, Mind and Spirit has always, from the very primordial societies, been incarnated in the family and in the tribe, consolidating the different cultural anthropologies handed down through the generations by way of community rituals filled with 'taboos' as an educational tool for the adoption of measures based upon the common sense of individual 'prudence', but gradually transmitted as common sense practices to which the community adheres in order organically to protect its own ethnic peculiarities.
These rituals always start from the need to protect the mental-physical needs of daily personal and community life (nourishment, prowess, safety, welfare, ophelimity) according to the classic levels of the scale of needs identified on a scientific plane by psychology (Jung, Maslow, Daniel Kahneman) but, once they are established in the scope of more daily expectations, they must then gratify the expectations nourished by the most evolved individuals, thus becoming richer with intellectual needs (Mind) and transcending the same needs of psycho-neuro-endocrine-immunology or mental-physical welfare (Spirit).
This step is accomplished by 'interpreting' the rituals as initiation paths of self-education to manage autonomously one's own prudence in facing the risk of the precariousness of life in any physical or social environment it manifests.
Eating together thus becomes a fraternal agape to which every adept and any strangers without the protection of their clan are admitted. Hospitality thus becomes a richer value than pure compassion and mutual solidarity to extend the borders of the tribe with due prudence and mutual respect! Sharing the daily bread is the symbol of a concept of brotherhood extended to every human being.
What is true for eating together is also applied to associated rituals but those which refer to the gratification of other needs; prowess (sharing of mental-physical fitness in the Academies which, in addition to the physical side also take

psico-fisica nelle Accademie che oltre al fisico curano anche il pensiero euristico e quello esoterico), sicurezza (condivisione della difesa da minacce ambientali dell'integrità della comunità che dopo la polizia e forze armate tutelano l'ecosistema, la cultura, l'economia, le relazioni extra-comunitarie), benessere (che dopo la serenità della vita comunitaria tutela anche la prevenzione di disagi, morbilità e violenza incontrollata), ofelimità (accessibilità al superfluo che, dopo avere appagato le più immediate percezioni della 'ricchezza' garantisce anche tempo libero per accedere ai consumi meno indispensabili ma di contenuti sempre più intellettuali – musica, artigianato, lettura – e spirituali – esoterismo, filosofia, teologia). Lo spezzare il pane comunitario crea il primo rituale della famiglia che assume significati altrettanto rituali nei gruppi sociali più estesi.

Per garantire ritualità e significati simbolici allo spezzare il pane ogni comunità aderisce a modalità peculiari nella preparazione dell'agape. Modalità sia d'igiene personale sia d'igiene della tavola sia d'igiene dei prodotti usati sia dell'igiene della cottura, abbinamento e sequenza delle portate.

In ognuna delle regole che prendono forma si possono identificare i significati attribuiti ai vari livelli alle pratiche del primissimo fattore caratterizzante ogni cultura umana; la gastronomia e la culinaria. Le civiltà rurali presentano una maggiore abbondanza di ricette e pietanze ma in tutte le etnie si conferma la presenza dei simboli dell'antropologia-culturale che ha consolidato ogni specifica culinaria.

Dai rituali religiosi dettati dalle scadenze occasionali (disastri, conflitti, carestie, epidemie, malattie, piaghe) o periodici (stagioni, semine, raccolti, fertilità) provengono le materie prime più straordinarie - interiora degli animali sacrificati e le primizie del raccolto. Gli stessi rituali religiosi dettati dagli aruspici dettano l'igiene del trattamento dei prodotti destinati all'agape – igiene personale e strumentale degli addetti, modalità per i loro raccolti e macellazioni, depurazione da inquinanti, selezione. I rituali guidano anche preparazione, cottura, abbinamenti e sequenze delle portate. I rituali dettano anche le norme per una corretta disposizione dei commensali in una gerarchia che illustra il rispetto per l'esperienza e il ruolo dei partecipanti.

L'insieme degli elementi simbolici presenti nella culinaria e nell'eno-gastronomia permettono di decodificare il tipo di antropologia-culturale che anima i concetti di una sana vita sociale per ogni etnia; libertà, dovere, status, gerarchia, responsabilità, rispetto, etc..

Il benessere è un elemento che viene percepito alla luce della propria antropologia-culturale, senza benessere – condivisione dell'antropologia-culturale – ogni 'piacere' perde le sue connessioni integrali per la persona umana

care of heuristic and esoteric thought), safety (sharing of defence from environmental threats to the integrity of the community which, after the police and armed forces, protect the ecosystem, culture, economy, non-community relationships), welfare (which after the serenity of community life also protects the prevention of discomfort, morbidity and uncontrolled violence), ophelimity (accessibility to the superfluous which, after having satisfied the most immediate perceptions of 'wealth', also guarantees free time to access less essential consumption but with increasingly intellectual contents – music, craft, reading – and spiritual contents – esotericism, philosophy, theology).

Breaking the community bread creates the first ritual of the family which assumes equally ritual meanings in the most extended social groups.

In order to ensure the ritual nature and symbolic meanings of breaking the bread, each community adheres to peculiar methods in preparing the agape, methods of both personal hygiene and table hygiene, product hygiene and cooking hygiene and the combination and sequence of courses.

In each of the rules that take shape, meanings can be identified that are attributed at the various levels to the practices of the very first influence characterising every human culture; gastronomy and culinary arts.

Rural civilisations have a greater abundance of recipes and dishes but in all ethnic groups there is the presence of symbols of cultural anthropology that consolidated each specific culinary practice.

From religious rituals dictated by occasional events (disasters, conflicts, famines, epidemics, diseases, plagues) or periodic events (seasons, plantings, harvests, fertility) come the most extraordinary ingredients – entrails of sacrificed animals and the first fruits of the harvest. Those religious rituals dictated by omens dictate the hygiene of the treatment of products destined for the agape –

personal and instrumental hygiene of the workers, methods for their harvesting and slaughter, purification from pollutants, selection. Rituals also guide the preparation, cooking, combinations and sequences of the courses. Rituals also dictate rules for the correct positioning of the diners in a hierarchy which illustrates respect for the experience and role of the participants.

The set of symbolic elements present in culinary practices and in food and wine allow us to decode the type of cultural anthropology that animates the concepts of a healthy social life for each ethnic group: freedom, duty, status, hierarchy, responsibility, respect, etc..

Welfare is an element that is perceived in light of its cultural anthropology. Without welfare – sharing of cultural anthro-

(Soma, Mente, Spirito) a qualsiasi livello di sofisticazione ciascuna riesca a viverla e il 'piacere' di qualunque bene o servizio si appiattisce sulla sua dimensione più immediata organolettica e sensoriale; il sesso, l'arte, l'alimentazione, i divertimenti, la lettura, l'istruzione, etc..

Il concetto di 'piacere' della vita comunitaria è evidenziabile dalla eno-gastronomia e dalla culinaria e dalla scala di maturità in cui essa viene apprezzata dai singoli adepti a seconda del loro riconosciuto livello di consapevolezza.

Ogni dibattito relativo alla culinaria e all'eno-gastronomia etnica non dovrebbe prescindere da riferimenti di ogni prodotto e portata a rituali cui essi si agganciano e alle altre manifestazioni artistiche e filosofiche che vi sono associate nella Storia della specifica Cultura etnica in questione; altrimenti i rigatoni con la pagliata o la colazione pasquale con uova, pizza di formaggio, mozzarelle di primizie e vino rosso oppure stoccafisso all'anconitana si confonderebbe col solo sapore e 'piacere organolettico' perdendo ogni capacità di penetrare gli abbinamenti, le sfumature di aromi e il grado di loro intensità ……… oltre che la percezione del contesto che ha generato quella dieta – anche la 'pizza napoletana' è solo una massificazione organolettica incolta rispetto all'unica, vera pizza concepita a Napoli; la Marinara pomodoro, aglietto novello, olio e maestria nella cottura in forno a legna. Come i vermicelli, i calzoni fritti nella sugna, le pastiere, le ricce, tutto deve essere degustato nella Napoli di Spaccanapoli durante Piedigrotta coi suoi suoni, rumori, colori profumi e visioni di folla gioiosa nelle rare occasioni comunitarie di scordarci dell'indigenza e gioire integralmente del Bello che ci circonda! Ogni pasto una gamma di vini e un significato rituale corredato da suoni e luci che rappresentino le realtà 'provinciali' altrimenti perdute e sulla cui unica base i prodotti eno-gastronomici artigianali possono essere apprezzati per il valore aggiunto al 'piacere' culturale che potrebbe obnubilare il puro piacere organolettico massificato della produzione industriale e della distribuzione di massa che non lascia loro alcuna possibilità competitiva rispetto alla pura competizione commerciale sul mercato globale; è come le griffes rispetto alla sartoria artigianale o le scarpe di Della Valle rispetto alle scarpe su misura!

Carlo Vitali
Istituto di Studi sul Lavoro

pology – every 'pleasure' loses its integral connections for a human being (Body, Mind, Spirit). At any level of sophistication, each one manages to enjoy it and the 'pleasure' of any goods or service dwindles onto its most immediate organoleptic and sensory dimension: sex, art, nourishment, entertainment, reading, education, etc..

The concept of 'pleasure' of community life can be identified by food and wine and by culinary practices and by the scale of maturity in which it is appreciated by the individual adepts depending on their recognised level of awareness.

Any debate relating to ethnic culinary practices and food and wine should not disregard references of each product and course to the rituals with which they are connected and to other artistic and philosophical manifestations that are associated with them in the history of the specific ethnic culture in question. Otherwise rigatoni with pagliata or Easter breakfast with eggs, cheese pizza, first fruit mozzarella and red wine or stoccafisso all'anconitana would get confused with only taste and 'organoleptic pleasure', losing any ability to penetrate the combinations, the nuances of aromas and the degree of their intensity ……… as well as the perception of the context that generated this diet. Even the 'Neapolitan pizza' is just an uncultured organoleptic depersonalisation compared to the only true pizza conceived in Naples; the tomato Marinara, aglietto novello, oil and the mastery of the cooking process in a wood oven. Like vermicelli, calzoni fried in lard, pastiere, ricce, everything should be tasted in the Spaccanapoli street in Naples during the Piedigrotta festival with its sounds, noises, colours, aromas and visions of the joyful crowd on the rare community occasions in order to forget indigence and truly rejoice in the Beauty that surrounds us! Every meal is a range of wines and a ritual meaning accompanied by sounds and lights that represent the 'provincial' realities otherwise lost and upon whose sole basis handmade food and wine products can be appreciated for their added value to the cultural 'pleasure' that could obscure the pure depersonalised organoleptic pleasure of industrial production and mass distribution that does not leave them any competitive possibility compared to pure commercial competition on the global market. It is like designer labels compared to artisan tailoring, or Della Valle shoes coming up against custom-made shoes!

Carlo Vitali
Institute for Labor Studies

Quel che mangiamo siamo

La ricerca di “risorse primarie” destinate all’alimentazione ha accompagnato l‘umanità sin dal suo primo affacciarsi sulla Terra e ne ha determinato lo sviluppo, anche in termini evolutivi.
Procurarsi il cibo era ed é garanzia di continuità della specie; oggi tale garanzia sembra acquisita (seppur in parte) per alcune popolazioni, per altre, al contrario, negata, per altre ancora messa in serio rischio per cause di natura diversa.
Questa sommaria tripartizione tuttavia non esenta i popoli più fortunati dal “problema alimentare” che oggi si manifesta sotto spoglie diverse (per eccesso e per difetto, per così dire, volontario) con conseguenze dirette individuali e indirette sociali, non solo: l’allineamento al modello di sviluppo occidentale e conseguenti stili di vita (anche alimentari) da parte delle popolazioni in via di sviluppo aumenterà questa nuova e inedita area di disagio, specie nelle nuove generazioni ormai private del significato “primo” dell’essere venuti al mondo.

In termini più generali la ricerca della risorsa alimentare rappresenterà una delle sfide più pressanti per prossimi anni, se non si invertirà il rapporto di crescita tra la popolazione e la riproducibilità delle risorse; nonostante lo straordinario avanzamento delle scienze e delle tecnologie, a distanza di oltre due secoli nulla ha contraddetto quanto l’abate Malthus aveva previsto in merito alla proiezione delle due variabili in questione, “popolazione e risorse”, la cui crescita in natura è diversamente regolata con progressione esponenziale nel primo caso e aritmetica nel secondo. Considerando il peso della domanda espressa dalla popolazione mondiale in continuo aumento e la disponibilità di risorse in decrescita costante, qualora anche intervenisse un fattore limitante, il divario fra domanda e offerta non sarà colmato, poiché la legge di sopravivenza, insita negli esseri viventi, continuerà a cadenzare i cicli riproduttivi con accelerazioni e decelerazioni, a volte apparentemente contradditorie per chi si ferma a contemplare solo il proprio orticello.
Per quanto l’homo sapiens si sia sottratto al ruolo di stretta dipendenza dalle leggi naturali, rifiutando in ultima analisi l’alterna sorte di preda e predatore, la sua identità di essere vivente si è sempre manifestata come carattere dominante nei momenti di criticità, affidando in modo istintuale la probabilità di vita alla quantità numerica della

We are what we eat

The search for “primary resources” meant for nutrition has accompanied the human race from its earliest appearance on earth and has determined its subsequent evolution. The procurement of foodstuff was and is a guarantee that makes possible the survival of the species. Nowadays, this guarantee is granted, at least partially, to some populations, whereas it is denied or made a risky bet to others, owing to several reasons.
This rough division into three categories does not, however, exempt the luckier ones from confronting a “nutrition problem”, which reveals itself in different ways (by voluntary surfeit or dearth, so to say), impinging directly on individuals and indirectly on a societal level. But this is not all. Future adherence by developing nations to western socio-economic production patterns and eating habits will enhance this new area of maladjustment, especially for young generations, by now deprived of the pristine feeling of what means “being alive”.

In more general terms, the search for food will be one of the most urgent challenges of the future, if we do not change the relationship between population growth and availability of resources. In spite of the extraordinary development of science and technology and after more than two hundred years, nothing has so far disproved what Abbot Malthus had foreseen on the projection of the two relevant variables: population and resources, whose growth are naturally regulated respectively by an exponential and an arithmetic progression.
When we consider the extent of the demand expressed by a growing world population and the dwindling availability of resources, if a further negative factor were added, we notice that the gap between offer and demand will not be filled, because the human inborn instinct for survival will continue to prompt reproductive cycles, at a hastened or delayed pace, in an apparently contradictory way to those who just look at their own little turf.
Even though homo sapiens managed to escape strict dependence on natural laws, and gained emancipation from being either a prey or a predator, his/her identity as a human being always came out in the most critical moments as a distinct primordial characteristic, translating itself into the will to perpetuate itself through a wide progeny, of whom at least one might survive.
At present quantitative data appear as the only proved

prole nella speranza che almeno uno possa sopravvivere.

Allo stato attuale il dato quantitativo sembra l'unico scenario certo negli anni prossimi venturi: una popolazione mondiale in vertiginoso aumento in un pianeta finito.
Per quanto la ricerca scientifica sia impegnata per trovare soluzioni, i tempi di un collasso del sistema sembra siano sempre più ravvicinati, anche perché i rimedi proposti spesso sono mirati a massimizzare le capacità di resa del singolo prodotto alimentare senza tener conto delle esternalità conseguenti a questo operato; ricordo a tale proposito il processo di desertificazione di terre messe a coltura intensiva, l'introduzione nel settore agricolo di specie sterili non presenti in natura, per contro la distruzione costante della biodiversità, e così via. Urge pertanto nel brevissimo termine un'inversione di tendenza da parte di chi oggi si trova in posizione di privilegio.

Che fare? Quali azioni la contemporaneità può e deve intraprendere da subito?
Da un lato riequilibrare gli stili di vita (non solo sotto il profilo proteico), dall'altro reperire altre risorse, dall'altro evitare danni, in primis quelli causati dall'uomo (inquinamento delle acque, dei suoli, dell'atmosfera, problema del riscaldamento globale, ecc.); infine, e non ultimo, rieducare alla coscienza di sé e alla conoscenza.

Partirei da questa ultima affermazione per riallacciarmi al tema de "l'alimentazione, sostenibilità e arte": i termini nutrizione, alimentazione, cibo, pur nelle diverse sfumature lessicali, sottendono un richiamo sensoriale che, agendo nella sfera emozionale, facilmente si presta alla narrazione, mentre il termine sostenibilità, non trovando immediato riscontro né sensoriale, né sottoforma di memoria sperimentale, può generare solo "falsi racconti alla moda", se non correttamente inquadrato in una chiave di lettura sistemica.
Adottando il metodo della scienza ecologica, le risorse alimentari non possono essere parcellizzate, ma devono essere reintrodotte nel discorso più ampio delle risorse primarie, rinnovabili e non rinnovabili, i cui usi e/o consumi sono strettamente interdipendenti.

Quel "siamo quel che mangiamo", evocato nel titolo dell'incontro, può diversamente essere inteso ribaltando

scenario in the near future: a steep increase of world population in a finite planet.
In spite of a scientific research engaged in finding solutions, the time line towards a comprehensive collapse appears increasingly near, also because proposed stopgaps aim to maximize productivity of each single staple food, without allowing for the ensuing externalities.
In this respect, it is worth mentioning the desertification of intensively cultivated land, the introduction of sterile genetically modified seeds and the destruction of biodiversity. Therefore, we need a change of gear coming from the privileged ones.

What is to be done? What can and must be set in motion starting from now?
We can do several things: first, we can choose a more balanced life-style, not only protein-wise; then, we may discover further resources, but also avoid to damage them (so, avoid water and soil pollution, take care of global warming, etc..). Last but not least, we must enhance our self-consciousness and knowledge.

I should like to take this last remark as a bridge to the theme of " nutrition, sustenance and art". The terms food, nutrition, nourishment, though semantically different, have something in common insofar as they appeal to the senses, and therefore to emotions, so that they lend themselves more easily to a narrative description. On the contrary, the term "sustainability" does not arouse any perceptive emotion nor can it stimulate memories of any kind, but only generates spurious anecdotes "à la page", if it is not projected on solid ground.
In an ecological perspective, food resources cannot be seen as an isolated theme, but should be inscribed into the wider context of all primary resources, which can be renewable or not, and whose consumption are intertwined variables.

The title of the lecture-meeting, "we are what we eat", can be read in reverse: we eat, so, we are. This means that the rise of humankind along the food pyramid involves the mastery over resources of different nature. Evolution is marked by this progression from the stage of nomadism to settling down, during which humans have shaped their environment : the history of agriculture is a proof of this development. The various choices made all along through

la sequenza dei termini, “quel che mangiamo siamo”, ovvero l’ascesa dell’uomo lungo la piramide alimentare segna inevitabilmente l’asservimento ai propri fini di altre risorse; le varie fasi evolutive sono cadenzate da questo progredire, dal nomadismo alla stanzialità gli esseri umani sono stati artefici del proprio habitat, la storia dell’agricoltura ne è testimone. Le scelte via, via praticate nel settore rappresentano al tempo stesso il grado di conoscenza consapevole del proprio agire come facente parte del tutto e la risposta a bisogni espressi, non esclusivamente di tipo esigenziale; la coltivazione della vite, delle spezie, del caffé, delle erbe medicinali e affini è indicatore di bisogni oltre la stretta necessità materiale, appartenenti ad una sfera di ascolto più sottile e sofisticata, ovvero quella del piacere e dei suoi rituali di celebrazione.
Quello che mangiamo rappresenta pertanto lo specchio di chi siamo, non tanto in termini soggettivi,
quanto collettivi.

Tuttavia le scelte d’uso delle risorse naturali rinnovabili non si giocano solo sulla filiera alimentare; l’attuale diatriba per la messa a coltura di aree finalizzate alla produzione di biomasse per scopi energetici riporta il discorso ad una valutazione di sistema nella sua globalità; nel caso in questione, riferito ad una risorsa rinnovabile in sé sostenibile, non si possono ignorare altre variabili, non ultima la conflittualità con le consorelle risorse alimentari che potrebbero essere sostituite o penalizzate dai nuovi impianti, allargando in tal modo la forbice tra la domanda di alimenti e la disponibilità.
Lo sviluppo atteso dall’utilizzo di nuove fonti energetiche dovrà essere calcolato sull’intero bilancio di sistema e non sulle singole componenti.
Nelle pratiche dei nostri predecessori valutazioni di questo tipo erano prassi consolidata nella consapevolezza di agire per la continuità della specie, oggi, nonostante l’obbligatorietà normativa, siamo indifferenti a questa istanza.
Conoscere e prendere coscienza di questo è estremamente importante; la storia del paesaggio offre una lettura del processo modificativo del territorio, attuato nei secoli dalle diverse civiltà.
I segni che percepiamo non sono casuali, ma significati di un sapere antico, ormai dimenticato, non esperito, al più letto nel suo aspetto estetico; dentro quei segni si sono non solo specializzate le pratiche, ma sono maturati i pro-

the ages testify to the degree of the human awareness of being an actor inside a wider framework, an actor who also expresses needs not immediately linked to bare survival but belonging to a more subtle and sophisticated sphere, inspired to pleasure and its celebration rituals.
What we eat mirrors therefore what we are, not on an individual but on a societal level.

However, the choices of how to use renewable resources do not involve only the food chain; the current debate on cultivating agricultural land for biofuels involves a value judgment and an analysis on a global scale. In this case, which concerns the use of a renewable resource which may be sustainable in itself, we cannot ignore the interplay of other variables, especially the clash with the alternative uses of land for food production, penalized by the new plantations, which widens the gap between availability and demand for foodstuff. The advancement expected from the use of new energy sources will have to be reckoned against the backdrop of the whole world system and not in isolation.
In the practices of our ancestors this kind of evaluation was a customary behaviour, inscribed into their awareness of acting within the framework of the survival of the human species, whereas nowadays we are fairly deaf to this urge, in spite of legal obligations.

It is important for us to realize all this; the history of a landscape can be reconstructed through the staged impact of the various civilizations which lived in it . The outward signs we detect are not haphazard, but the expression of an ancient lore mostly lost by now, which we interpret at best in an aesthetic perspective. But those signs bear witness to the evolution of specialized practices and to the transformation of the cultural context and its social conquests.
The current consumption of resources involves the risk of erasing for good both the outward signs of that transformation and the links established between humans and those places, with the ensuing denial of dignity for the identities of both. Progressive urbanization causes the loss of productive soil to the advantage of a short-term profit; the landscape becomes anonymous, a no man’s land, where anybody can pass by, at certain conditions, without any right of property. So we have fleeting stays by strangers through time and space which do not involve any real sense of responsibility.

cessi di trasformazione del tessuto culturale e le conquiste sociali.
L'attuale consumo di risorse rischia di cancellare in modo irreversibile sia le testimonianze visibili di quei processi, sia i legami istituiti tra gli esseri umani e il luogo, negando ad entrambe il diritto di identità; il suolo sempre più urbanizzato, persa la sua capacità riproduttiva in favore di una rendita a breve termine, viene omologato come "non luogo", ovvero terra di nessuno, dove chiunque può transitare (seppur a determinate condizioni), senza tuttavia esercitare un diritto di appartenenza.
In tal modo si consolida nello spazio e nel tempo una "permanenza estranea", casuale che non implica da parte dei fruitori alcuna assunzione di responsabilità.

Questo modello sterile, sopra riferito al suolo, non è esclusivo, altre risorse naturali subiscono analoga sorte: l'acqua, fonte diretta di approvvigionamento idrico e riserva alimentare, se sfruttata in modo improprio (qualitativo e quantitativo), può ridurre la sua capacità autodepurativa sino a vanificare la vita dell'intero ecosistema; queste modificazioni dello stato fisico, chimico e organolettico del corpo idrico condizionano le sorti e le economie di intere popolazioni e dei territori di pertinenza.
Nella completa indifferenza della modernità gli esempi irresponsabili in tal senso non mancano:
Interi territori sommersi, beni culturali cancellati dalla faccia della terra, popolazioni evacuate, azioni irreversibili per la costruzione di una centrale idroelettrica che consentirà la produzione di beni, per lo più superflui, da esportare nella speranza di competere sui mercati...
Presidi montani abbandonati dalle popolazioni attratte dalle polarità metropolitane, con le note conseguenze di dissesto idrogeologico...
Beni culturali, svenduti e messi a rischio dalla superficialità gestuale di un inchino per soddisfare la stupidità...

Osservare, collegare e riflettere credo possa in qualche modo concorrere alla ricerca di soluzioni.

Lucia Folco Zambelli
Università Politecnico, Milano

This barren model of use of resources is not restricted to the soil, but embraces other resources: water, direct source of hydro-power and primary nourishment, if it is exploited in a wrong way, quantity and quality-wise, can lose its self-purifying potential and lead to the destruction of the entire ecosystem. These modifications of the physical, chemical and organoleptic characteristics of water may have an impact on the destiny and the economies of entire populations and their environment.
Examples of a total lack of responsibility in this respect are easy to find, on the background of the careless indifference of "modernity": flooded countries, cultural treasures erased from existence, evicted populations, irreversible activities aimed to build a hydroelectric power station allowing the production of useless goods to be exported in the hope of being competitive....or even mountain villages left by people attracted by big cities with subsequent hydrogeological problems...cultural heritage sold cheap or superficially jeopardized to satisfy whimsical stupidity.

I believe that to observe, to make links and to meditate on all that may somehow contribute to finding solutions.

Lucia Folco Zambelli
Politecnico University, Milan

Le Arti, con la loro bellezza, alimentano la vita dello Spirito, che si eleva, contempla orizzonti più ampi e crea nuove realtà

"Siamo quel che mangiamo?". Tale quesito continua ad interpellare filosofi e persone comuni fin dalla metà del XIX secolo. Fu, infatti, proprio nel 1850 che
Ludwig Feuerbach anticipò la sua teoria degli alimenti in una recensione molto favorevole che egli dedicò ad uno scritto sull'alimentazione di Jacob Moleschott.
L'alimentazione comincia ad essere considerata un aspetto fondamentale della vita, su cui sarebbe stato possibile basare la cultura umana e perseguirne il miglioramento.
Feuerbach, che aveva già delineato la sua antropologia materialistica, esporrà compiutamente la sua teoria degli alimenti in uno scritto del 1862, dal titolo molto significativo: "Il mistero del sacrificio o l'uomo è ciò che mangia" .
Potremmo, forse, arrestarci, leggendo parole che paiono fermarsi ad una visione puramente materialistica della persona; se non che, proseguendo nella lettura, incontriamo altre affermazioni molto interessanti, quali :
"La fame e la sete abbattono non solo il vigore fisico, ma anche quello spirituale e morale dell'uomo, lo privano della sua umanità, della sua intelligenza e della coscienza". Ci viene presentato, quindi, un uomo di "carne e sangue": veniamo richiamati alla concretezza dei suoi bisogni, in un crescendo dalle affermazioni che appaiono talvolta molto azzardate, dal punto di vista scientifico. Il periodare dello scritto si fa impetuoso, quasi si trattasse di un'orazione, e culmina in una esortazione ad offrire cibo migliore al popolo, per renderlo migliore, che ci rivela il sentire profondamente filantropico di Feuerbach.
"La teoria degli alimenti è di grande importanza etica e politica. I cibi si trasformano in sangue, il sangue in cuore e cervello; in materia di pensieri e sentimenti. L'alimento umano è il fondamento della cultura e del sentimento. Se volete far migliore il popolo, in luogo di declamazioni contro il peccato, dategli un'alimentazione migliore. L'uomo è ciò che mangia."
Noi scegliamo di andare oltre i limiti di tale teoria, basandoci proprio sull' esortazione conclusiva ad offrire un cibo migliore.

Art, Food for the Soul

"Are we what we eat ?"
Philosophers and common people have been asking this question since the middle of the nineteenth century.
In fact, it was in 1850 that Ludwig Feuerbach advanced his theory on food. In a quite favourable review he wrote for a work about food by Jacob Molescott. After that, food started to be considered an essential aspect of life, on wich "human culture" could be based in order to pursue its improvement. Feuerbach, who had already outlined his materialistic anthropology, explained his theory on food, thoroughly in a work written in 1862, with a very meaningful title: "The Mystery of Sacrifice or Man is What he Eats".
If you just stick to this statement, however, it would mean bringing everything to a simply materialistic vision of a person; anyway if you go on reading his essay, you will find further interesting statements, such as: "Being hungry and thirsty depresses not only Man's phisycal, but also spiritual, and moral strenght, it bereaves Him of his humanity, of his intelligence, and even of his conscience". Thus we are shown a Man made of "flesh and blood", we are reminded of the reality of his needs, in a "crescendo" from apparentely daring statements from a scientific point of view. The style of his writing gets impetuous, as if it were an oration, and ends up into an exhortation to offer people better food to improve them, which reveals Feuerbach's deep philanthropic feeling. "The food theory is very important from the point of view of ethics and morals. The food changes into blood, the blood into the heart and the brain; into material thoughts and feelings. Man's food is the basis of culture and feeling. If you want to improve people, instead of rhetorical speeches against sin, give them better food. Man is what he eats".
We choose to go beyond the limits of that theory, on the ground of his final exhortation to offer Man better food.
What better food could we choose to improve people?
Besides the necessary food for the life of human body, let us think of Art, which can satisfy further needs, that is the need to rise above a merely physical dimension: the es-

Quale miglior alimento potremmo scegliere per ottenere persone migliori ?
Oltre al cibo indispensabile per la vita dell' organismo, pensiamo alle Arti, che possono saziare altri bisogni: il bisogno di elevarsi al di sopra della dimensione puramente fisica; il bisogno di contemplare la bellezza; il bisogno di creare realtà nuove.
Tali desideri sono insiti nella natura umana e premono, per potersi realizzare; ma oggi, nel dilagare di un materialismo spesso rozzo e volgare, devono essere alimentati per sopravvivere, per non divenire dei lucignoli fumiganti, che rischiano di spengersi sotto il soffio di una cultura avversa.
Le Arti offrono infiniti esempi della loro capacità intrinseca di migliorare la vita dell'uomo e, quindi, dell'ambiente naturale e sociale che lo circonda e con il quale interagisce.
Fin dall'antichità classica i Pitagorici, nel VI sec. aC, sostenevano che "la bella musica cura i mali dell'anima" e noi sappiamo bene che sono molti, oggi, i mali dell'anima che le altre medicine non riescono a curare.
Uno di questi mali è certamente l'incapacità di considerare positivamente sia la propria personalità interiore, che la propria immagine esteriore.
Plotino, nel III sec. d C, da Alessandria, dal cuore della cultura ellenistica, ci insegna a considerare la contemplazione delle opere d'arte un efficace rimedio per entrambe queste forme di sfiducia in se stessi:
"Colui che contempla deve essere simile a ciò che contempla, e deve, prima di arrivare a questa visione, essere trasformato a sua somiglianza.
Mai potrebbe l'occhio vedere il sole se non fosse diventato esso stesso simile al sole, e mai può l'anima vedere la Bellezza se non diventa bella essa stessa".
Ed ancora, dalle Enneadi: "Proprio così, in verità, il corpo diviene bello per via di comunione con una forma bella di origine divina". Plotino ci invita a riflettere su questa comunione, che egli riveste di divinità per la sua elevatezza.
In tempi molto più recenti, potremmo considerare queste parole quasi un'anticipazione della teoria dei cosiddetti neuroni-specchio, teoria elaborata a partire dagli anni '80 da un gruppo di neuroscienziati dell'Università di Parma, guidato da Giacomo Rizzolatti. Secondo questa teoria, tali neuroni indurrebbero una sorta di processo di comprensione ed emulazione, che David Freedberg, Professore di

sential need of contemplating Beauty, the need of creating further realities.
Such needs are inborn in human nature and urge Man to realize them; nowadays, however, while rough, often coarse materialism is spreading, they should be fed to survive and to prevent them from becoming smoking little flames that risk going out under the whiff of an unfavourable culture.
Art offers a great number of instances of the inner capability of improving Man's life and therefore the natural and social environment surrounding him and interacting with him.
Since the ancient Greek times, in the sixteenth century B.C., the Pythagoreans had manteined that "good music heals the ills of the soul", and we know quite well that nowadays there are a lot of ills of the soul that cannot be healed with other medicines.
One of these ills is certainly the fact that Man is unable to consider both his own inner personality and his outward appearence in a positive way.
In the third century A.D., from Alexandria, the heart of Hellenistic culture, Plotinus invited people to consider the contemplation of works of art an efficacious remedy for both these forms of lack of confidence in themselves: "The Man who contemplates must be like what he contemplates, and he must, before reaching this vision, be turned into what he is like. The eye would never have been able to see the sun if it had not become like the sun, and the soul could never see Beauty if it does not become beautiful".
And again, in "The Enneads" ,he wrote: "Just so, really, the body becomes beautiful owing to its similarity with a beautiful form of divine origin". Plotinus invites us to ponder on this similarity, which he endows with divinity owing to its loftiness.
Today we could consider these words as anticipating the theory of the so-called mirror - neurons, a theory that has been worked out since the eighties by a group of neuroscientists from the University of Parma, led by Giacomo Rizzolatti. According to this theory, the said neurons would lead to a process of comprehension and emulation, which David Freedberg, Professor of "History of Art" at the Columbia University of New York, is applying to the relationship between a work of art and the person who contemplates it.
As a matter of fact, that kind of inner dialogue genera-

Storia dell'Arte alla Columbia University di New York, sta applicando proprio alla relazione che intercorre tra l'opera d'arte e chi la contempla.
In realtà è esperienza vissuta da ciascuno quella sorta di intimo dialogo che nasce contemplando un'opera d'arte: presi dalla sua bellezza udiamo, quasi in un sussurro, i messaggi che vi sono racchiusi.
Nascono, allora, sentimenti e slanci nuovi suscitati dall'artista attraverso la sua opera, poiché colui che la contempla scopre di possedere anch'egli talenti diversi e nascosti, che avevano bisogno della voce di un artista che li chiamasse per poter emergere alla luce della coscienza.
Quando questo accade, aspirazioni e desideri vengono alimentati dalla forza evocatrice delle opere d'arte ed è allora che riescono a prendere forma e realizzarsi.
Le opere d'arte alimentano l'impegno civile: pensiamo, nella Toscana del '300, alla poesia a Firenze ed alla pittura a Siena.
Le opere d'arte alimentano grandi progetti civili, quali ne seppe realizzare Enea Silvio Piccolomini, divenuto Pio II, nella sua Pienza.
Nella XIX delle sue Epistole il grande umanista scrive:
"Eloquenza e pittura si amano tra di loro. La pittura richiede l'ingegno, l'eloquenza vuole un ingegno non volgare, ma profondissimo e grandissimo...
E' straordinario come, quando sia fiorita l'eloquenza, sia fiorita anche la pittura. Quando quella rinacque, anche quella risollevò il capo".
E quando rinascono le Arti tutte si diffonde la speranza che ogni aspetto della vita civile ne possa trarre forza.
Animati da questa convinzione, proponiamo le Arti come alimento per lo spirito.

Anna Maria Rossi Castaldi
Professoressa dell'Università Cattolica di Milano

ted by the contemplation of a work of art is an experience each of us lives overwhelmed by its beauty we can hear, almost in a whisper, the messages it contains. Then, new feelings and a new enthusiasm stirred by the artist through his work arise, as the person who contemplates it discovers that he, too, is endowed with different, hidden talents, which needed the artist's voice to recall them so that they could come out into the light of conscience.
When all that happens, aspirations and wishes are fed by the evoking force of works of art, and it is at theat moment they can take shape and come true.
Works of art give life to civil engagement: let us just think of Tuscany in 1300, and, in particular, of the function poetry had in Florence and painting in Siena.
Works of Art give life to great civil plans,too: such as the works that Enea Silvio Piccolomini, who became Pope Pio II, could realize in Pienza, his home town. In the 19th of his "Epistles", the great humanist wrote: "Eloquence and painting love each other. Painting requires talent, eloquence requires a talnt that is not rude, but very deep and great... . It is extraordinary to notice how, when eloquence flourished, painting flourished, too. When the former came to life again, the latter came to life, too."
And when all Arts are revived, hope is spread on each aspect of civil life, so that it may get stronger and Art may become food for the Spirit.

Anna Maria Rossi Castaldi
Professor, Catholic University of Milan

Meglio comprarmi un abito che invitarmi a mangiare

...ma se Siamo quel che mangiamo vorrà anche dire che ...ditemi cosa mangiate e vi dirò chi siete!
Sembrano frasi fatte, invece il cibo non solo accompagna il vivere quotidiano, sostentando il corpo, ma determina anche il carattere e la personalità di ciascuno. Scegliere cosa e quanto mangiare vuol dire rivelare se stessi, i desideri e i gusti, e sul piano simbolico cosa starà pensando la mente? ... uno psicologo potrebbe divertirsi a vedermi mangiare ... perché sono godurioso io e, come divoro cibo, divoro arte, del resto l'arte è cibo per l'anima, la mente e, perché no, anche per il corpo!
Da storico dell'arte, nei miei tanti viaggi, quante volte le "mie donne" mi hanno guardano estasiate, persino meravigliate, per come e quanto mangio con gusto e passione, la stessa che ci metto quando mi fermo davanti a un'opera d'arte e ne disserto i misteri e i segreti.
Mai dimenticherò quando davanti al meraviglioso dipinto di Lucas Cranach con Venere e cupido, in cui il piccolo e giocoso cupido ruba il miele e viene punto dalle api, io, non solo ironicamente mi sono messo a imitarlo facendo ridere tutti, ma, come un vero e proprio fanciullo dispettoso, al bar del museo a Bruxelles ho rubato tanto miele (... e croissant) per sentirmi anche io cupido!
Bando alle ciance, pensando al rapporto fra arte e cibo mi sovvengono due capolavori indiscutibili che sottolineano un connubio reale e simbolico fra questi due elementi che accompagnano la nostra vita. Il primo è il Mangiatore di fagioli della Galleria Colonna di Roma, che il bolognese Annibale Carracci intorno al 1584, poco prima di partire per Roma, dipinge con toni di straordinario realismo, anticipando di qualche anno le esperienze rivoluzionarie di Caravaggio.
Un uomo, col cappello di paglia piumato, camicia e gilet, dopo una lunga giornata di lavoro nei campi, siede a una tavola imbandita: sopra una tovaglia bianca, una brocca di terracotta colorata e un bicchiere di vetro col vino, una pagnotta e un tozzo di pane in mano, una torta di verdura, i cipollotti e la tazza con la minestra di fagioli. Nell'altra mano un cucchiaio ricolmo di minestra e mentre l'uomo la porta in bocca guarda il suo 'artefice' e di conseguenza noi che lo osserviamo mentre consapevolmente sazia, con cibo povero e semplice, la stanchezza del quotidiano. Quell'uomo è uno dei "vinti" di Verga e la sua vita è sulla bilancia della sopravvivenza che oscilla tra l'anelito all'immortalità e il desiderio di allontanare le forze del

Better to buy me a suit than to invite me to eat

...but if We are what we eat, that also means that ...tell me what you eat and I'll tell you who you are!
They may seem cliché but food is not only part of our daily life, sustaining our bodies, it also determines everyone's character and personality. Choosing what and how much to eat means revealing yourself, your desires and tastes. On the symbolic level, what will our mind be thinking? ... a psychologist could have some fun watching me eat ... because I am voracious and, as I devour food, I devour art; besides, art is food for the soul, the mind and, why not, also for the body!
As an art historian, during my numerous travels, often my "women" have looked at me enraptured, even in wonder, at the way I eat with fervour and passion; that same passion that I feel when I stop in front of a work of art and write about its mysteries and secrets.
I will never forget when, faced with the wonderful painting by Lucas Cranach "Venus and Cupid", in which the small and playful Cupid steals the honey and is stung by the bees, I started to imitate him, making everybody laugh and like a true mischievous child, at the bar of the Brussels museum, I stole lots of honey (...and croissants) so that I could too feel like Cupid!
Anyway, enough of it thinking of the relationship between art and food, I am reminded of two undisputed masterpieces which emphasise a real and symbolic link between these two elements that are part of our life. The first is "Bean Eater" at the Colonna Gallery in Rome, which the Bolognese, Annibale Carracci, around 1584, shortly before leaving for Rome, painted with shades of extraordinary realism, anticipating the revolutionary experiences of Caravaggio.
A man, in a plumed straw hat, shirt and waistcoat, after a long day's work in the fields, sits at a table set up for dinner: on a white tablecloth, a colourful clay jug and a glass of wine, a chunk of bread in his hand, a vegetable tart, onions and a cup with bean soup. In the other hand, he holds a spoonful of soup and while the man brings it to his mouth, he looks at his 'maker' and, as a consequence, at us, who watch him while he deliberately engorges himself, with poor and simple food, the fatigue of his daily life. That man is one of Giovanni Verga's "eternal losers": his life is in the balance of survival which oscillates between the yearning for immortality and the desire to stave off the forces of evil; these are meanings that are attributed to the

male; significati questi che vengono attribuiti variamenti ai fagioli. Con queste speranze, quell'uomo, di cui non conosciamo il nome ma non è importante perché potremmo essere al suo posto anche noi, ci guarda e vorrebbe metterci in guardia, vorrebbe raccomandarci qualcosa ... quel qualcosa che ha che fare con l'essenziale e la vita! La stessa essenzialità trasuda nel seondo, i Mangiatori di patate, che Vincent Van Gogh dipinge nel 1885. Dall'unico grande piatto attingono i componenti di quest'umile e povera famiglia di contadini che, dopo una giornata faticosa di lavoro, a sera siedono attorno a un tavolo e mangiano il cibo dei poveri, le patate bollite, mentre una donna versa il caffè nelle tazze.
Si può essere felici con poco e con quel poco riscoprire la bellezza delle piccole cose!
L'oggi che viviamo è intriso di crisi su molti fronti e forse sarebbe utile ripartire da questi capolavori per leggerne il messaggio e riscoprire l'essenziale e la bellezza nel nostro vivere quotidiano e nel fare arte!
La mostra di questi giovani artisti che si prodigano nel tentativo di 'fare bellezza' può essere un utile punto di partenza per riscoprire il gusto di riflettere, aiutati anche dalle varie sperimentazioni e sfaccettature tecniche che arricchiscono le tante opere esposte. Alcuni esempi divertono, come i divertissement di De Marchi, altri ancora evidenziano uno 'stato in luogo' come nel reportage di Nicola Salvatore ... solo per citare una minima fetta della grande torta succulenta che è la mostra!
...per fortuna in Piramide alimentare le farfalle di pasta colorate sono crude, altrimenti le avrei condite con un gustoso sughetto di olive nere e tonno e me le avrei inghiottite ben bene!

Antonio D'Amico
Storico e Critico d'arte

beans. With these hopes, that man, whose name we do not know, although this is not important because we could all very well be in his place, looks at us and wants to warn us, wants to alert us of something ... that something which has to do with the essence of life! That same essentiality exudes in the second work of art, the "Potato Eaters" painted by Vincent Van Gogh in 1885. Drawing from the same large plate are numerous members of an humble and poor family of farmers who, after a tiring day's work, in the evening, sit around the table and eat the food of the poor, boiled potatoes, while a woman pours coffee into the cups.
You can be happy with little, and with that little rediscover the beauty of small things!
The time in which we live is filled with crises on many fronts and perhaps it would be useful to start again from these masterpieces in order to interpret their message and rediscover the essential element and the beauty in our daily lives and in art!
The exhibition by these young artists who are working to 'create beauty' can be a useful starting point for recovering the pleasure of reflecting, with the help of the the various experimentations and the technical facets that enhance the exhibited works. Some exhibits are fun, such as "divertissement" by De Marchi; others highlight a 'state in place' , like in the feature by Nicola Salvatore ...just to name a tiny slice of the big juicy cake that is this exhibition!
...luckily, in the "Food Pyramid" the colourful butterfly pasta is raw, otherwise I would have dressed it with a tasty black olive and tuna sauce and gobbled it up!

Antonio D'Amico
Historian and Art Critic

Accademia di Belle Arti di Brera

Dipartimenti di Arti Visive e Progettazione Artistica per l'Impresa

Professors

Maurizio Arcangeli
Gaetano Bacco
Clara Bonfiglio
Italo Bressan
Tiziano Campi
Walter Cascio
Roberto Casiraghi
Giorgio Cattani
Filippo De Filippi
Luce Delhove
Paola Di Bello
Ignazio Gadaleta
Renato Galbusera
Cristina Galli
Nicole Gravier
Bernardino Luino
Franco Marrocco
Bruno Muzzolini
Sergio Nannicola
Laura Panno
Maximo Pellegrinetti
Antonello Pelliccia
Marco Pellizzola
Stefano Pizzi
Giuseppe Sabatino
Nicola Salvatore
Mena (Filomena Antonia) Stelitano
Simona Uberto

Students

Giulia Battistoni
Giorgia Cavalliere
Samuela Coffetti
Eleonora Corti
Piergiorgio Del Ben
Filippo De Marchi
Antonio Di Biase
Ottavia Fiameni
Alberto Finelli
Michael Gambino
Martina Dolkar Gatti
Antonio Gramegna
Adi Haxhiaj
Elodie Maulucci
Giulia Michielin
Maria Miu
Giulio Pace
Federica Pamio
Loredana Ruvolo
Arjan Shehaj
Julian Soardi
Jiemin Yuan
Long Yugen

Corcoran College of Art + Design

Dipartimento di Belle Arti

Professors

Patricia Autenrieth
Rushern Baker IV
Lisa Blas
Raya Bodnarchuk
Peter Bottger
Georgia Deal
Robert Devers
Lisa Dillin
Janis Goodman
Jeff Huntington
Akemi Maegawa
Sebastian Martorana
J. J. McCracken
Maggie Michael
Jonathan Monaghan
William Newman
Dennis O'Neil
David Page
Alex Peace
Davide Prete
Lynn Sures
Catherine White
Cristian Wicha

Students

Julia Bancroft
Halsey Berryman
Lorenzo Cardim
SooHo Cho
James Cole
Kyrae Cowan
Eliot Hicks
Jeremiah Holland
Rachel Hrbek
Arthur Lee
Armando Lopez-Bircann
Dandan Luo
Katie Macyshyn
Gabriel Mellan
Chloe Rubinstein
Jordan Sanders
Adriana Serrato
Bryana Siobhan Robinson
Cynthia Tidler
Ashley VanGemeren
Travis Wagner
Whitney Waller
Robert Yi
Ji-Sun Yoon

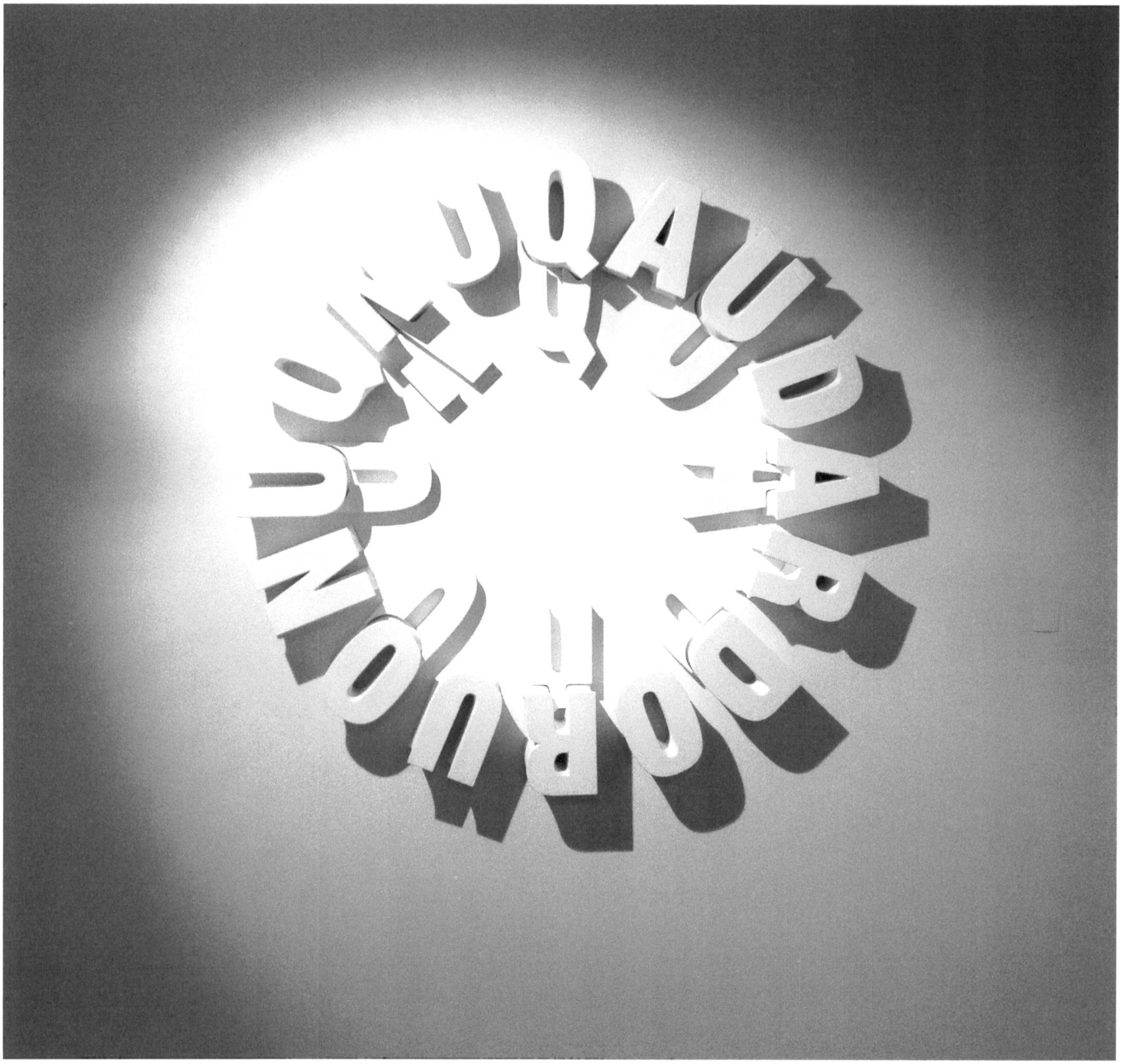

Maurizio Arcangeli

Piatto unico? / *Single dish?*, 2013

Progetto per 24 tele sagomate / Project for *24 shaped canvas*

Courtesy Galleria Monica De Cardenas, Milano

Daily Salt Restriction to less than 2000mg to control Endolymphatic Hydrops

February 4, 2012 to April 30, 2013

Date	Salt/mg	Date	Salt/mg
02-04-12	1343	03-16-12	429
02-05-12	857	03-17-12	395
02-06-12	886	03-18-12	452
02-07-12	840	03-19-12	593
02-08-12	879	03-20-12	481
02-09-12	850	03-21-12	654
02-10-12	972	03-22-12	548
02-11-12	708	03-23-12	522
02-12-12	766	03-24-12	474
02-13-12	566	03-25-12	525
02-14-12	745	03-26-12	534
02-17-12	775	03-27-12	546
02-18-12	667	03-28-12	552
02-20-12	640	03-29-12	525
02-22-12	609	03-30-12	597
02-23-12	709	03-31-12	589
02-24-12	735	04-01-12	560
02-25-12	641	04-02-12	450
02-26-12	677	04-03-12	540
02-27-12	688	04-04-12	730
02-28-12	668	04-05-12	916
02-29-12	498	04-06-12	1032
03-03-12	609	04-07-12	918
03-04-12	631	04-08-12	1037
03-05-12	597	04-09-12	1164
03-06-12	605	04-10-12	835
03-07-12	458	04-11-12	1092
03-08-12	473	04-12-12	1162
03-09-12	455	04-13-12	1366
03-10-12	450	04-14-12	1383
03-11-12	433	04-15-12	1171
03-12-12	342	04-16-12	1550
03-13-12	558	04-17-12	930
03-14-12	556	04-18-12	1462
03-15-12	465	04-19-12	1152

Date	Salt/mg	Date	Salt/mg	Date	Salt/mg	Date	Salt/mg
04-20-12	1109	05-25-12	1113	06-29-12	1326	08-03-12	1136
04-21-12	1312	05-26-12	985	06-30-12	1239	08-04-12	1187
04-22-12	1374	05-27-12	1284	07-01-12	1101	08-05-12	1176
04-23-12	1229	05-28-12	1040	07-02-12	1139	08-06-12	974
04-24-12	1086	05-29-12	997	07-03-12	1039	08-07-12	979
04-25-12	1165	05-30-12	1102	07-04-12	1142	08-08-12	1216
04-26-12	1106	05-31-12	1264	07-05-12	1112	08-09-12	1134
04-27-12	1156	06-01-12	1111	07-06-12	1223	08-10-12	741
04-28-12	1095	06-02-12	896	07-07-12	1361	08-11-12	1055
04-29-12	1277	06-03-12	1105	07-08-12	1077	08-12-12	722
04-30-12	857	06-04-12	1122	07-09-12	1069	08-13-12	1088
05-01-12	1061	06-05-12	965	07-10-12	1101	08-14-12	1147
05-02-12	1278	06-06-12	1296	07-11-12	859	08-15-12	1108
05-03-12	1045	06-07-12	823	07-12-12	956	08-16-12	1178
05-04-12	1077	06-08-12	965	07-13-12	1304	08-17-12	1014
05-05-12	1251	06-09-12	1209	07-14-12	956	08-18-12	955
05-06-12	1146	06-10-12	1171	07-15-12	1157	08-19-12	1175
05-07-12	1092	06-11-12	1134	07-16-12	1007	08-20-12	932
05-08-12	1155	06-12-12	1141	07-17-12	1091	08-21-12	1127
05-09-12	1155	06-13-12	1235	07-18-12	924	08-22-12	1124
05-10-12	1117	06-14-12	1184	07-19-12	1139	08-23-12	1229
05-11-12	1013	06-15-12	1014	07-20-12	929	08-24-12	962
05-12-12	1401	06-16-12	1089	07-21-12	1166	08-25-12	1124
05-13-12	1211	06-17-12	849	07-22-12	1083	08-26-12	1065
05-14-12	1066	06-18-12	1114	07-23-12	1116	08-27-12	916
05-15-12	1037	06-19-12	798	07-24-12	981	08-28-12	761
05-16-12	1121	06-20-12	1038	07-25-12	1151	08-29-12	849
05-17-12	1008	06-21-12	1144	07-26-12	1174	08-30-12	839
05-18-12	1097	06-22-12	971	07-27-12	1295	08-31-12	836
05-19-12	1206	06-23-12	1026	07-28-12	1300	09-01-12	1356
05-20-12	1274	06-24-12	1056	07-29-12	1199	09-02-12	1265
05-21-12	1077	06-25-12	1030	07-30-12	1253	09-03-12	848
05-22-12	1164	06-26-12	1210	07-31-12	1161	09-04-12	1121
05-23-12	1159	06-27-12	1224	08-01-12	1161	09-05-12	1079
05-24-12	1307	06-28-12	1266	08-02-12	1089	09-06-12	1104

Patricia Autenrieth

Date	Salt/mg	Date	Salt/mg	Date	Salt/mg	Date	Salt/mg
09-07-12	799	10-12-12	1187	11-16-12	1424	12-21-12	700
09-08-12	1046	10-13-12	1322	11-17-12	1162	12-22-12	1080
09-09-12	972	10-14-12	1125	11-18-12	1333	12-23-12	1053
09-10-12	904	10-15-12	1282	11-19-12	1019	12-24-12	760
09-11-12	1096	10-16-12	1439	11-20-12	932	12-25-12	847
09-12-12	811	10-17-12	1111	11-21-12	1203	12-26-12	1145
09-13-12	1026	10-18-12	1054	11-22-12	1193	12-27-12	1290
09-14-12	1086	10-19-12	1496	11-23-12	1000	12-28-12	986
09-15-12	1429	10-20-12	1656	11-24-12	1182	12-29-12	871
09-16-12	1566	10-21-12	959	11-25-12	957	12-30-12	844
09-17-12	852	10-22-12	1141	11-26-12	1319	12-31-21	1045
09-18-12	918	10-23-12	884	11-27-12	1132	01-01-13	985
09-19-12	679	10-24-12	765	11-28-12	1352	01-02-13	945
09-20-12	1131	10-25-12	1114	11-30-12	925	01-03-13	597
09-21-12	1075	10-26-12	1189	11-30-12	1021	01-04-13	813
09-22-12	907	10-27-12	914	12-01-12	1020	01-05-13	815
09-23-12	725	10-28-12	1156	12-02-12	1425	01-06-13	1007
09-24-12	1054	10-29-12	924	12-03-12	1048	01-07-13	1008
09-25-12	1297	10-30-12	814	12-04-12	1159	01-08-13	1223
09-26-12	1051	10-31-12	792	12-05-12	1182	01-09-13	1363
09-27-12	1291	11-01-12	1152	12-06-12	1357	01-10-13	939
09-28-12	1174	11-02-12	1142	12-07-12	1307	01-11-13	1003
09-29-12	954	11-03-12	1054	12-08-12	1201	01-12-13	996
09-30-12	1001	11-04-12	1102	12-09-12	1194	01-13-13	1032
10-01-12	1037	11-05-12	1195	12-10-12	1250	01-14-13	1118
10-02-12	1357	11-06-12	912	12-11-12	1119	01-15-13	945
10-03-12	852	11-07-12	895	12-12-12	1217	01-16-13	1205
10-04-12	1111	110-8-12	895	12-13-12	1076	01-17-13	1035
10-05-12	1185	11-09-12	777	12-14-12	1022	01-18-13	1130
10-06-12	1230	11-10-12	1380	12-15-12	1028	01-19-13	1453
10-07-12	1194	11-11-12	1002	12-16-12	897	01-20-13	832
10-08-12	884	11-12-12	1015	12-17-12	760	01-21-13	1074
10-09-12	1242	11-13-12	954	12-18-12	1010	01-22-13	1145
10-10-12	1442	11-14-12	930	12-19-12	922	01-23-14	1365
10-11-12	947	11-15-12	1300	12-20-12	1107	01-24-13	1030

Date	Salt/mg	Date	Salt/mg	Date	Salt/mg	Date	Salt/mg
01-25-13	1222	02-18-13	1115	03-14-13	1078	04-07-13	1410
01-26-13	1100	02-19-13	971	03-15-13	905	04-08-13	1032
01-27-13	1063	02-20-13	1240	03-16-13	1118	04-09-13	946
01-28-13	1085	02-21-13	976	03-17-13	931	04-10-13	1220
01-29-13	1339	02-22-13	1121	03-18-13	1304	04-11-13	718
01-30-13	1121	02-23-13	1241	03-19-13	1050	04-12-13	1144
01-31-13	1193	02-24-13	1060	03-20-13	952	04-13-13	1720
02-01-13	1024	02-25-13	1117	03-21-13	939	04-14-13	1009
02-02-12	1007	02-26-13	1111	03-22-13	1439	04-15-13	1168
02-03-13	765	02-27-13	960	03-23-13	1005	04-16-13	1273
02-04-13	1164	02-28-13	813	03-24-13	990	04-17-13	1335
02-05-12	978	03-01-13	1029	03-25-13	1265	04-18-13	1298
02-06-13	895	03-02-13	1197	03-26-13	870	04-19-13	1979
02-07-13	628	03-03-13	795	03-27-13	1332	04-20-13	1610
02-08-13	1080	03-04-13	970	03-28-13	1355	04-21-13	1008
02-09-13	1185	03-05-13	853	03-29-13	1097	04-22-13	1015
02-10-13	1078	03-06-13	915	03-30-13	1628	04-23-13	1141
02-11-13	1173	03-07-12	703	03-31-13	998	04-24-13	1130
02-12-13	971	03-08-13	987	04-01-13	1062	04-25-13	948
02-13-13	1240	03-09-13	1423	04-02-13	1143	04-26-13	1525
02-14-13	920	03-10-13	1095	04-03-13	1580	04-27-13	1192
02-15-13	903	03-11-13	761	04-04-13	1706	04-28-13	975
02-16-13	1310	03-12-13	936	04-05-13	1690	04-29-13	965
02-17-13	823	03-13-13	992	04-06-13	1595	04-30-13	948

Patricia Autenrieth

Daily Salt Daily Salt / *Sale quotidiano*, 2012

Inkjet / Stampa a getto d'inchiostro
11 x 34" (cm 28 x 86,4)

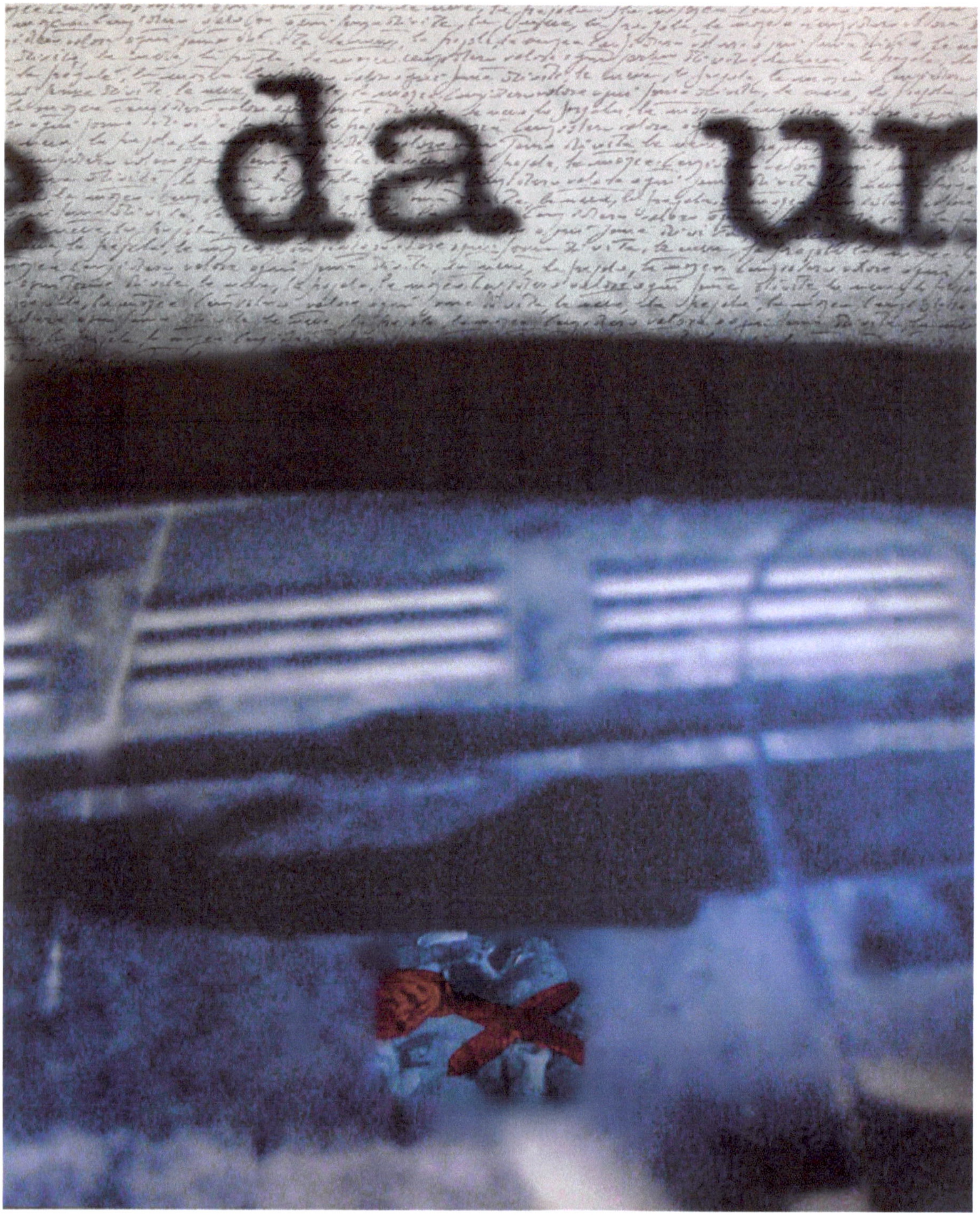

Gaetano Bacco

Volse altrove lo sguardo / *He turned his gaze elsewhere*, 2013

Elaborazione fotografica / *Photographic processing*
58.16 x 54.16" (cm 150 x 120)

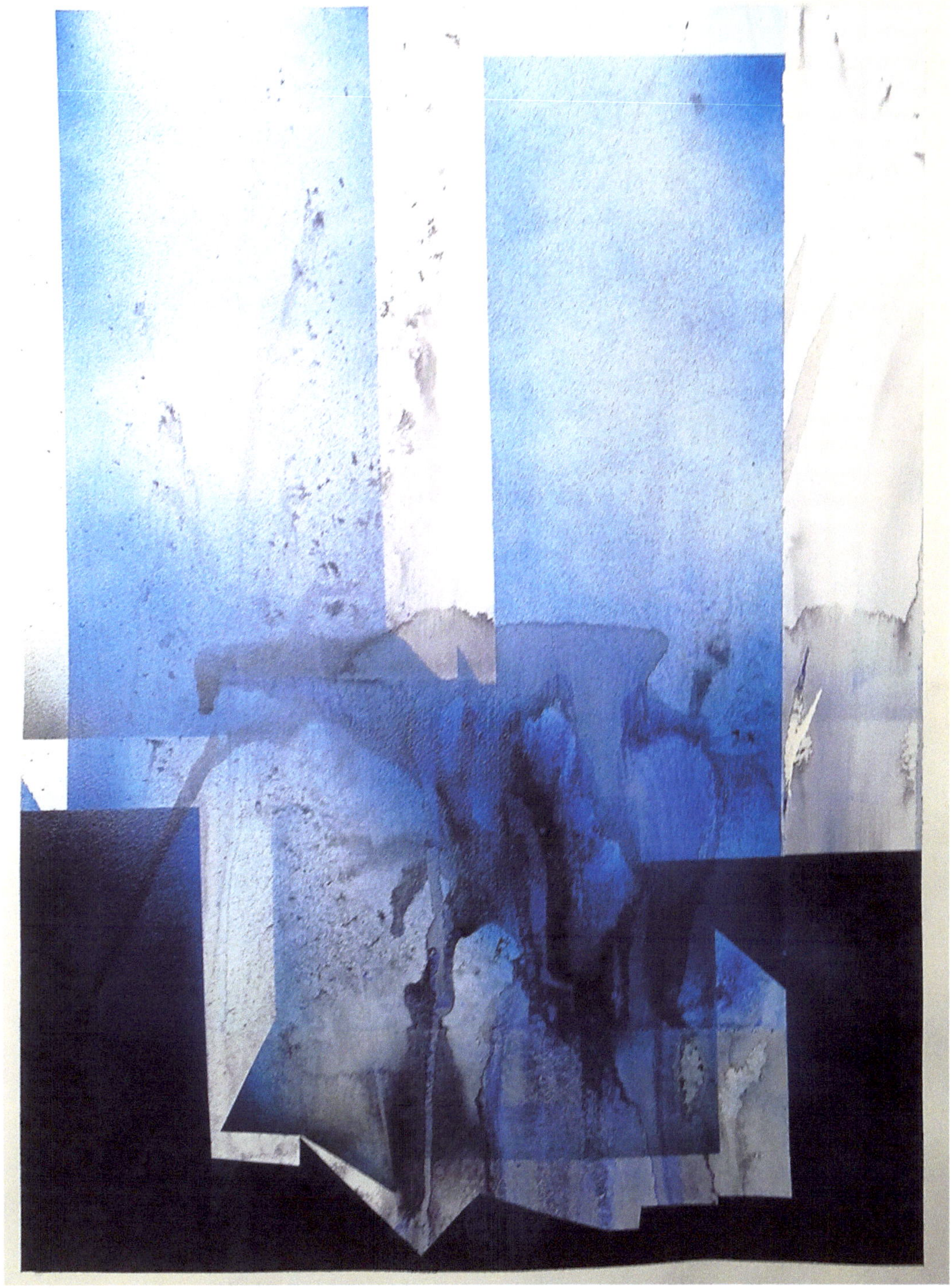

Rushern Baker IV

Untitled / *Senza titolo*, 2012

Acrylic and spray-paint on canvas / *Acrilico spray su tela*
30 x 22" (cm 76 x 56)

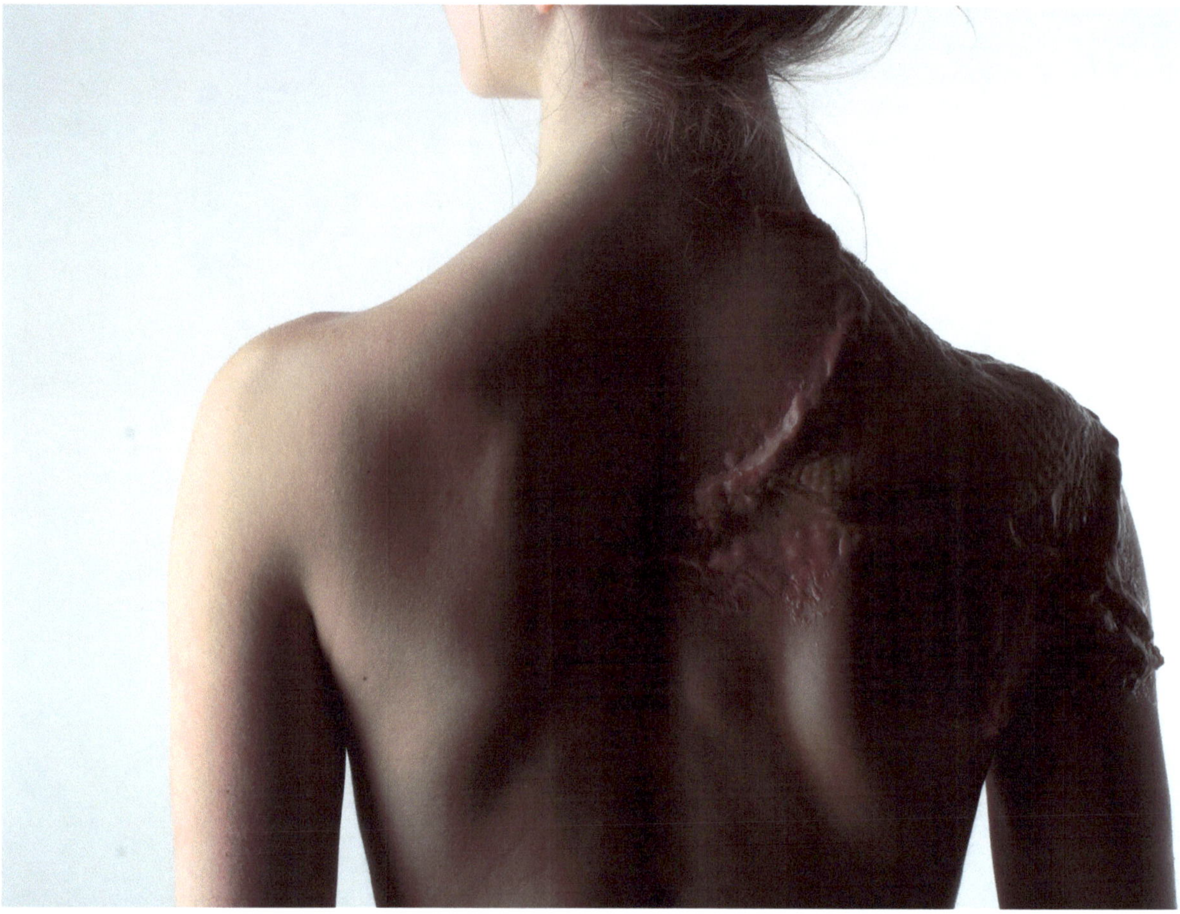

Julia Mae Bancroft

A fearful destre / *Un desiderio terribile*, 2013

Raw bird skin, digital prints / *Pelle grezza di uccello, stampa digitale*
Dittico / *Diptyc*
20 x 30” (cm 50 x 76)

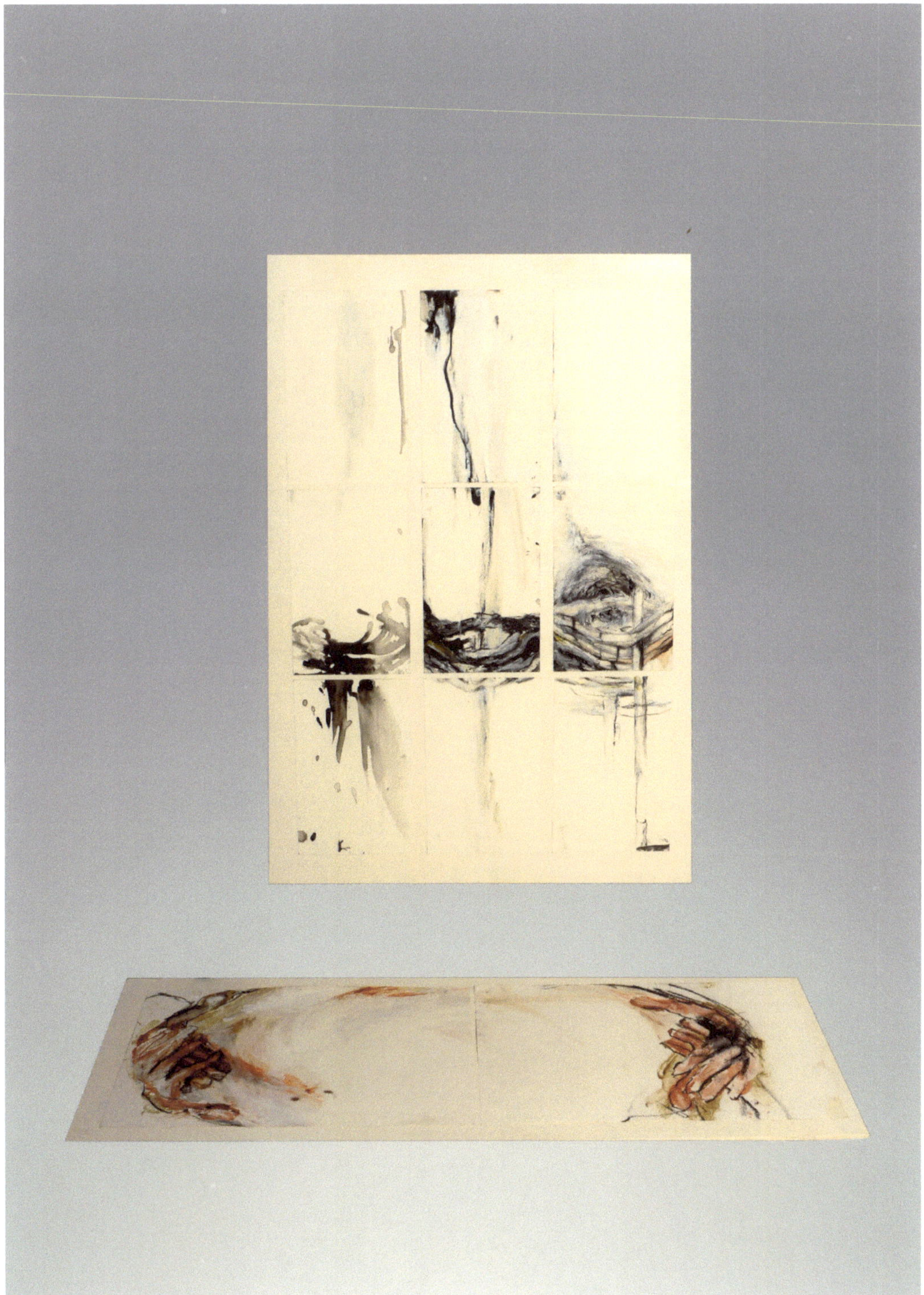

Giulia Battistoni

Raccolto / *Harvest*, 2013

Tecnica mista / *Mixed media*
Dittico / *Diptych*
36.64 x 22.06 40.19 x 15.76 (cm 93 x 56 e 102 x 40)

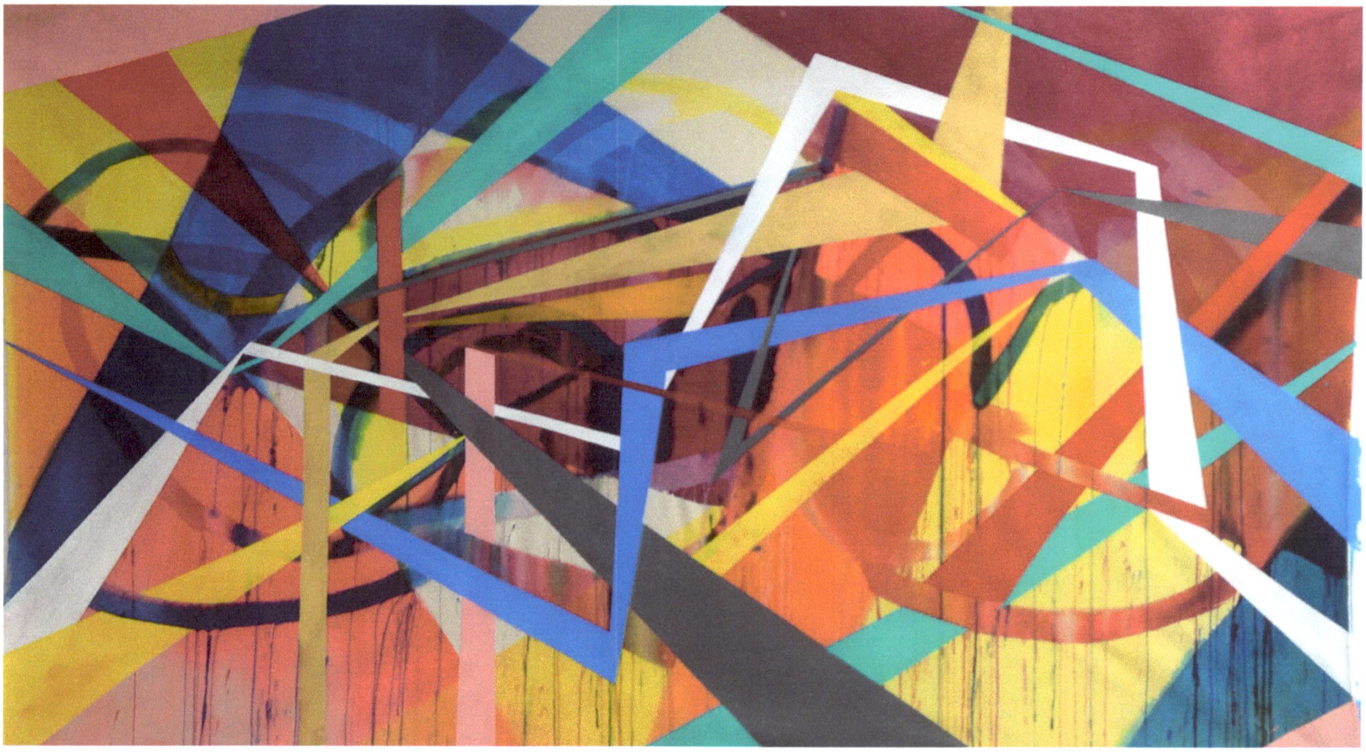

Halsey Wright Berryman

Document Two / *Secondo documento*, 2013

Acrylic on canvas / *Acrilico su tela*
126 x 71" (cm 180 x 320)

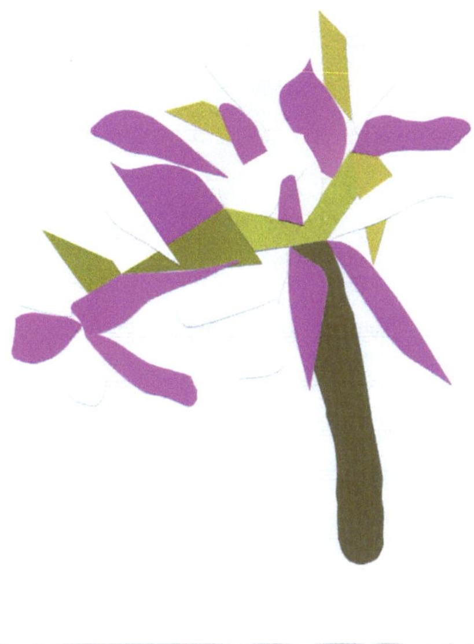

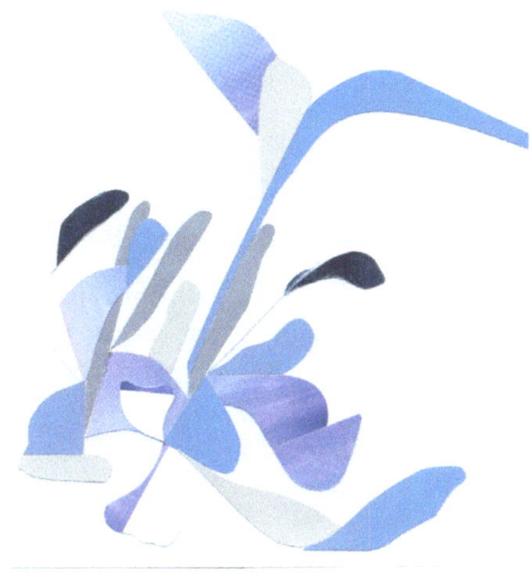

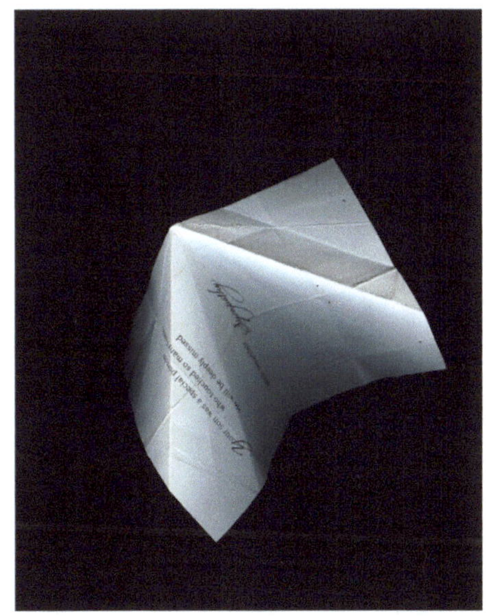

Lisa Blas

Autoportrait, v. 24, 2012

Postcard, stock on music paper, framed
13 x 9.58 x 1" (cm 33 x 24,3 x 2,54)

Autoportrait, v. 23, 2012

Postcard, stock on music paper, framed
13 x 9.58 x 1" (cm 33 x 24,3 x 2,54)

Autosculpture, 6, 2011

Lightjet print on Hahnemüle archival paper, framed
18 x 14 x 2" (cm 45,7 x 35,6 x 5,1)

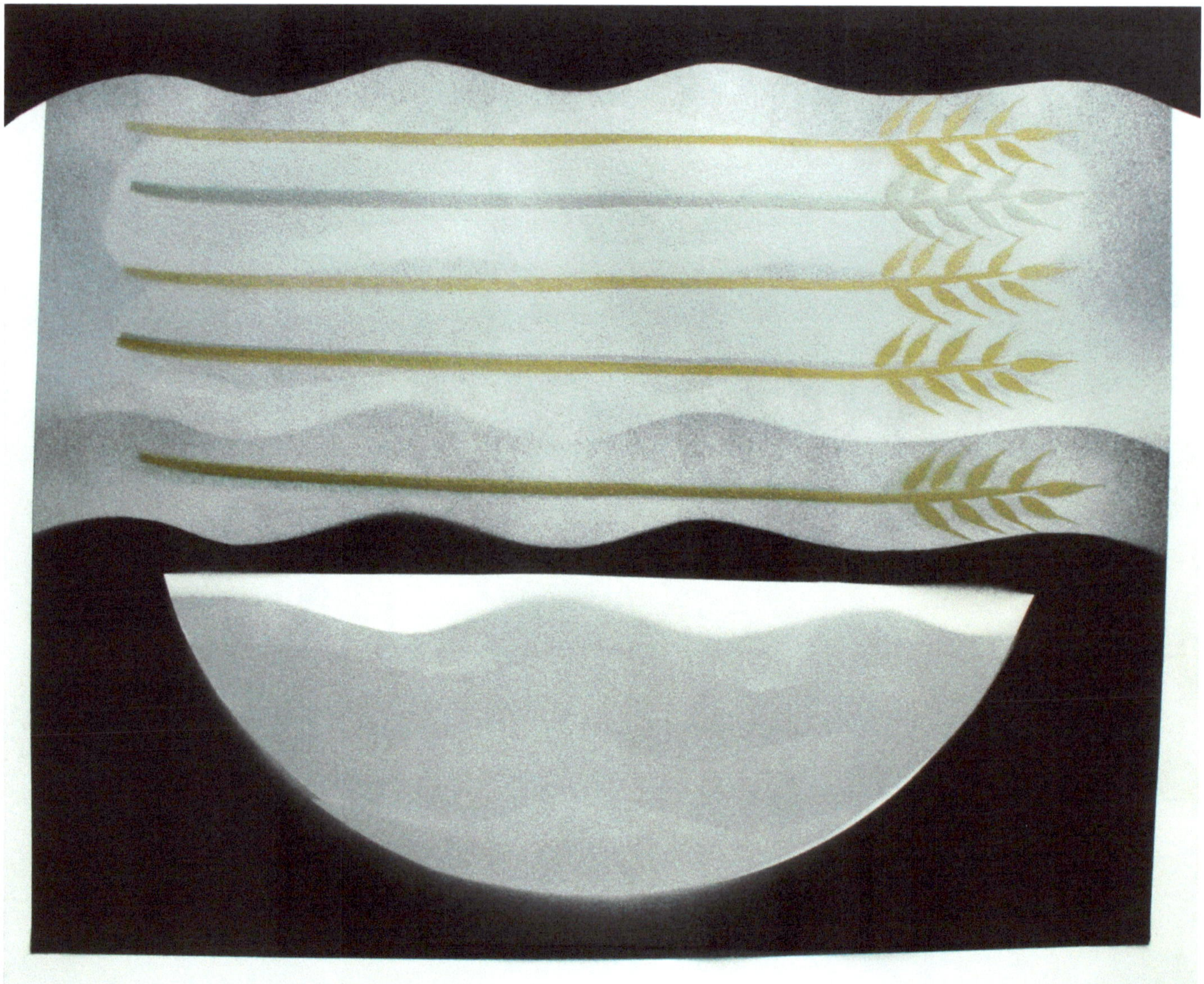

Raya Bodnarchuk

Through Time / *Attraverso il tempo*, 2013

Enamel spray paint on BFK Rives paper / *Smalto vernice spray su carta BFK Rives*
18.5 x 22.5" (cm 47 x 57)

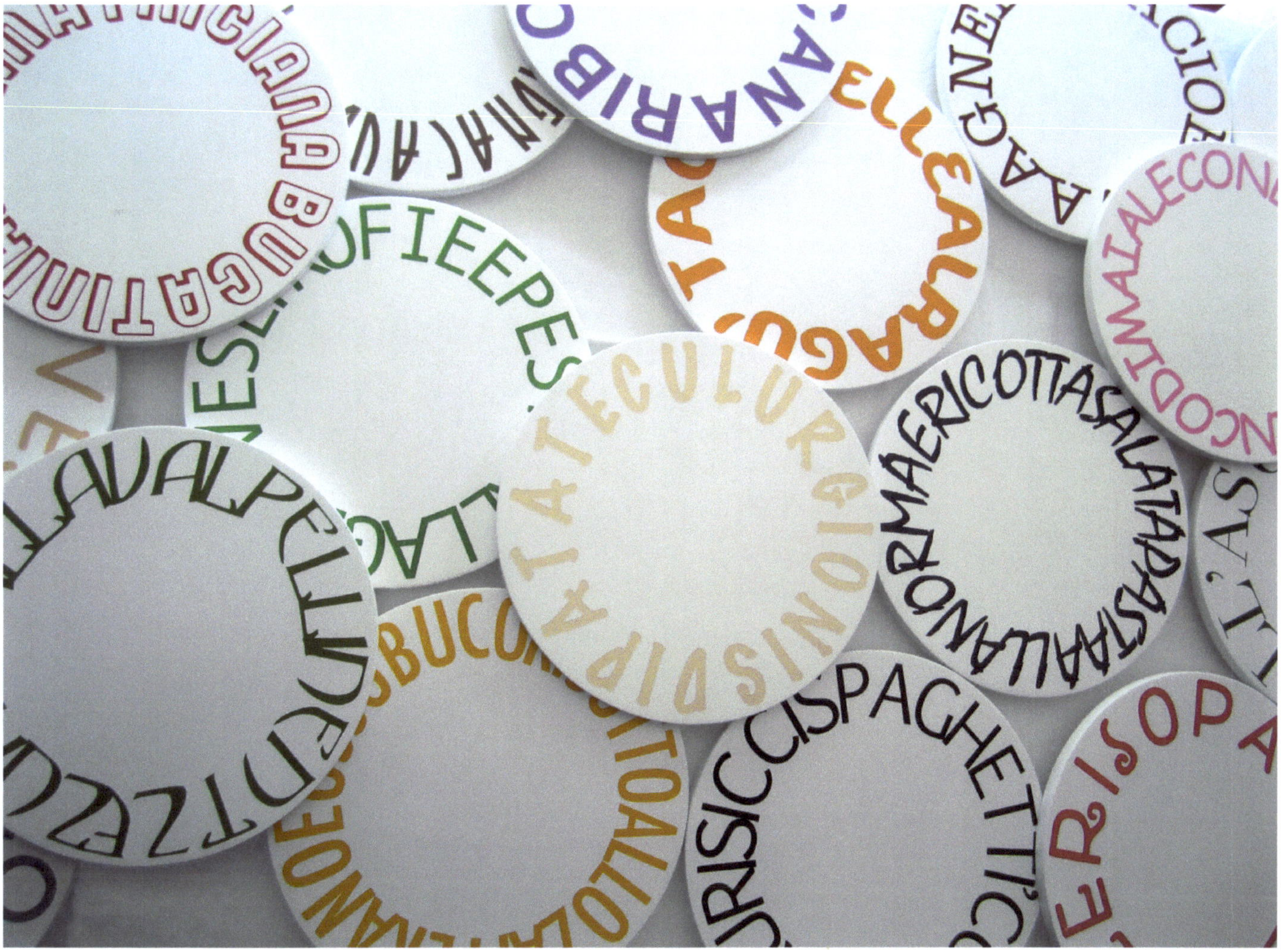

Clara Bonfiglio

Piatti / *Dishes* 2013

Tecnica mista laccato e acrilici: 20 piatti (dimensione singolo piatto: Ø cm. 25), installazione / *Mixed media: acrylic and lacquer single dish size: Ø 9.85" (cm 25), installation*
35.46 x 177.3" (cm 90 x 450)

Courtesy Galleria Arrivada, Coira

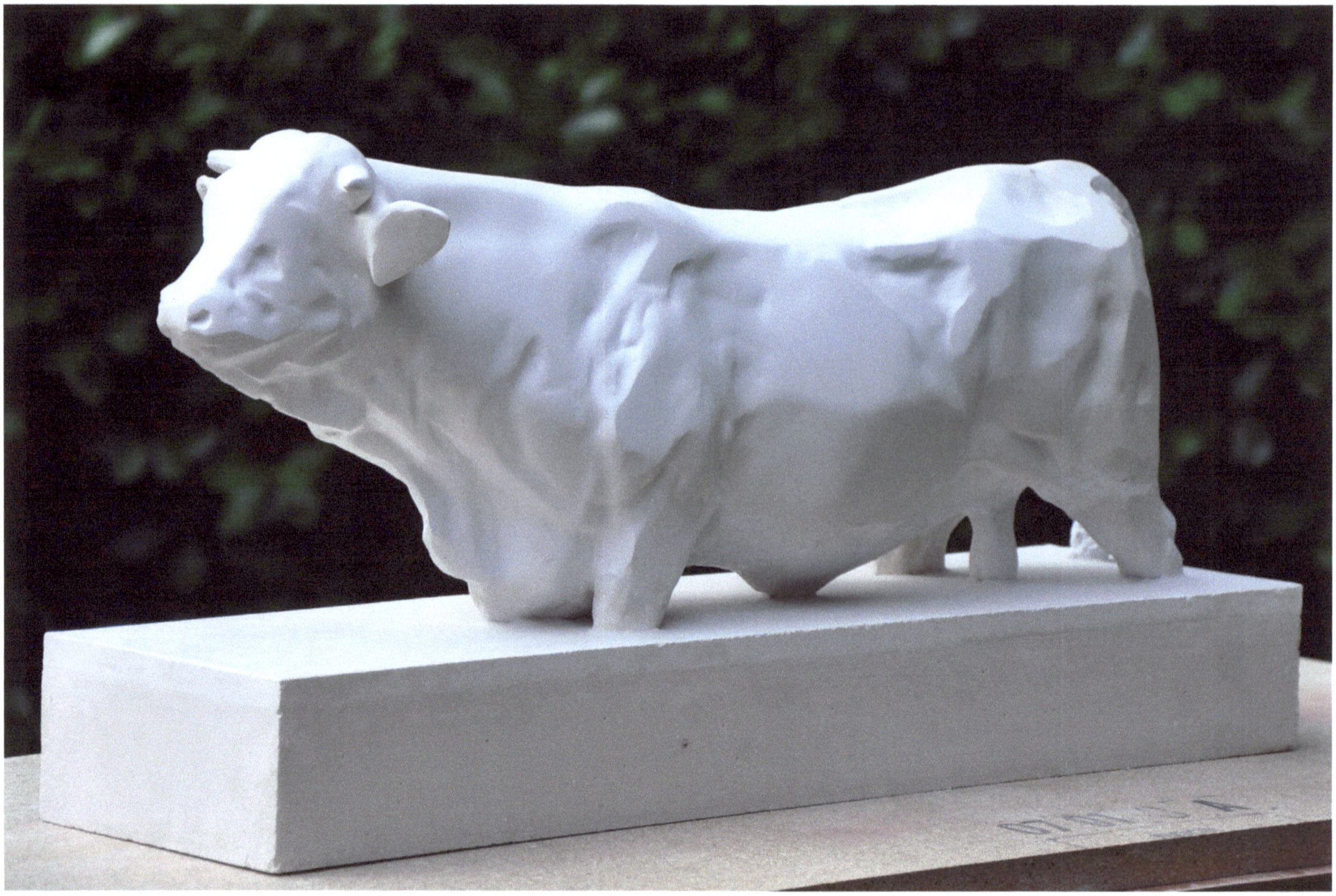

Peter Bottger

Animal Locomotion, Plate 672 - Ox trotting / *Animale locomotiva – Bue che trotta*, 2013

Hydrocal / Gesso
24 x 13¾ x 7" (cm 61 x 35 x 18)

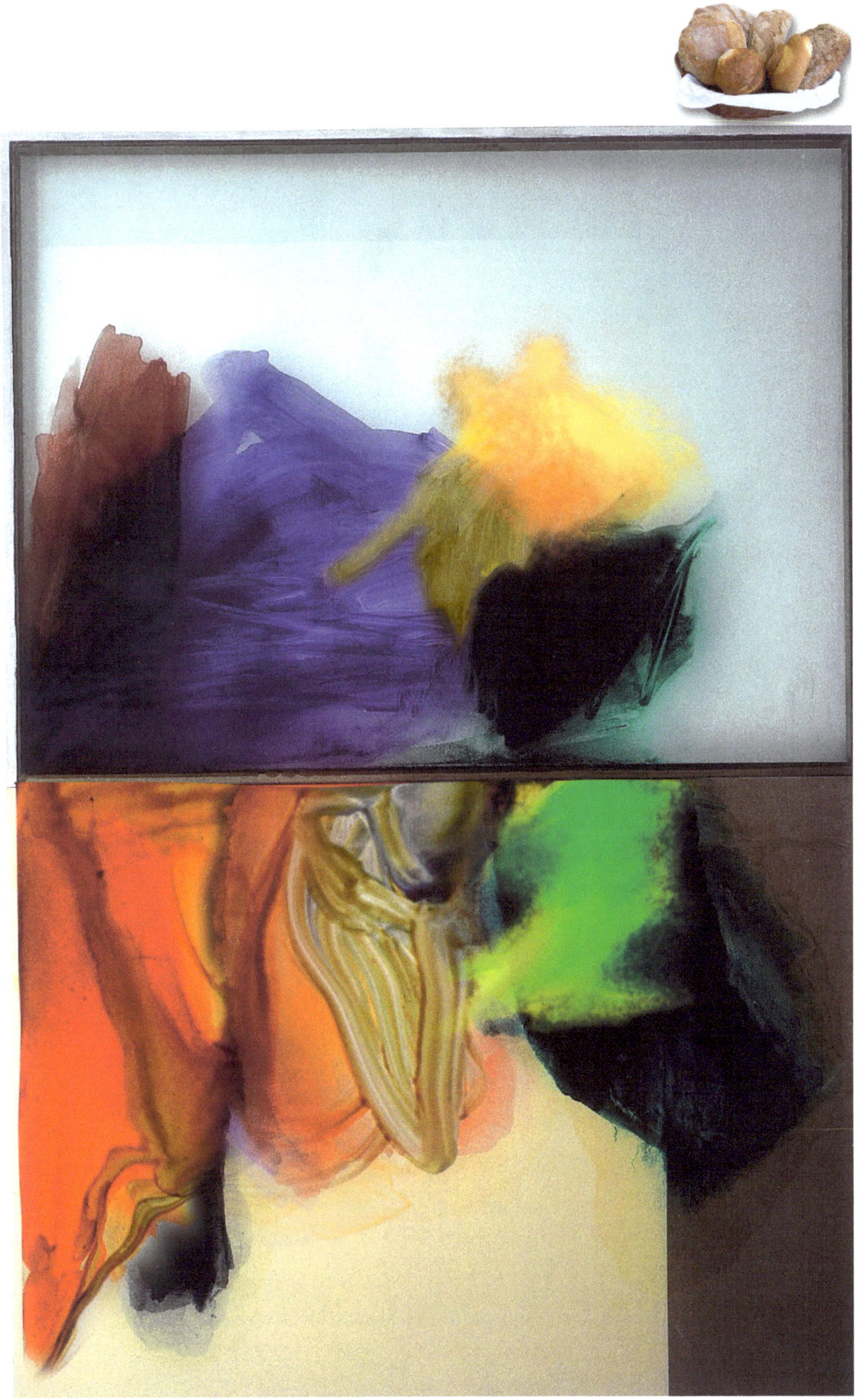

Italo Bressan

Cibo / *Food*, 2013

Tecnica mista / Mixed media
63.04 x 39.4" (cm 160 x 100)

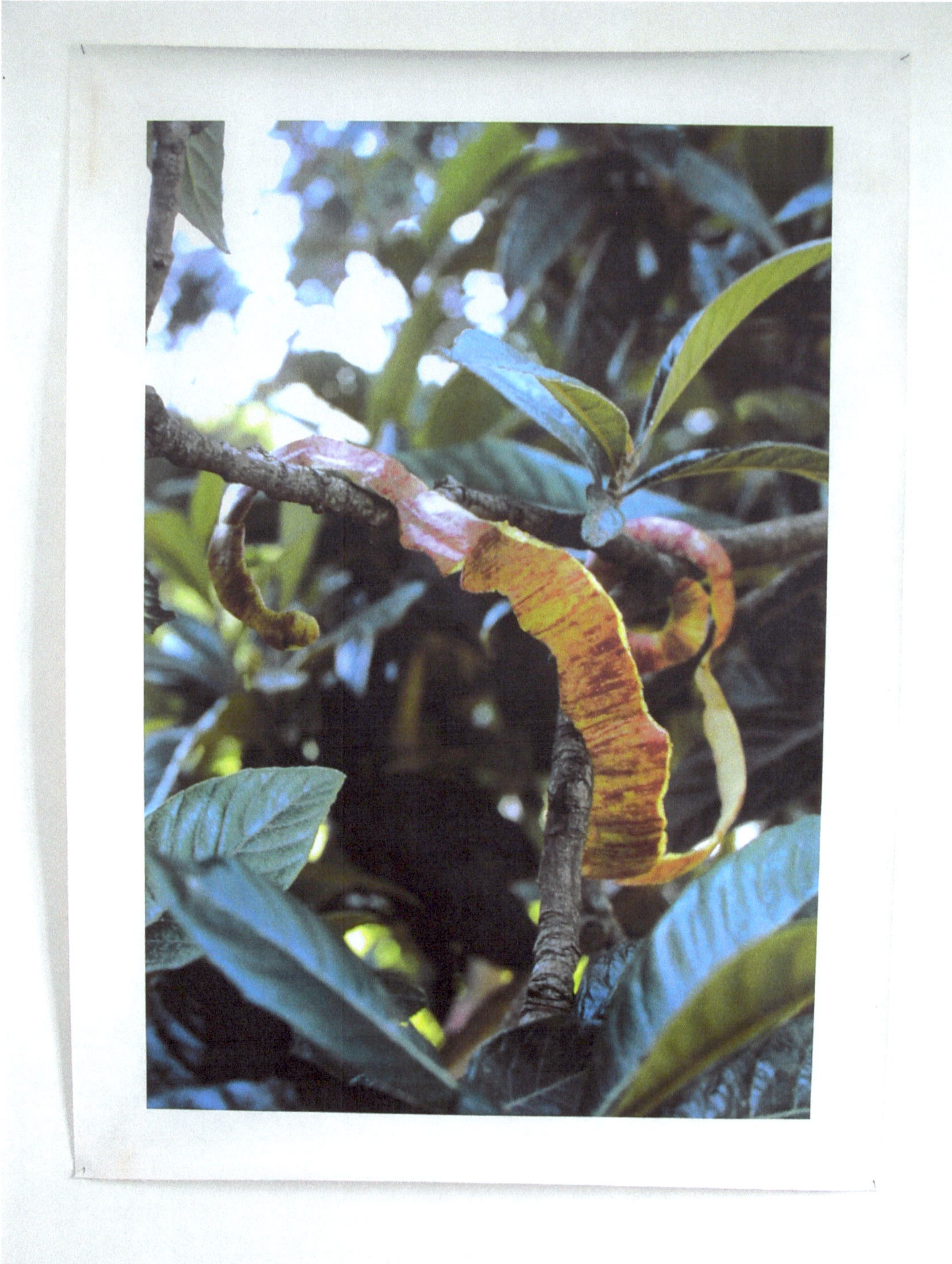

Tiziano Campi

Peccato originale / *Original Sin*, 2000

Stampa digitale su tela / Digital print on canvas
66.59 x 47.28” (cm 169 x 120)

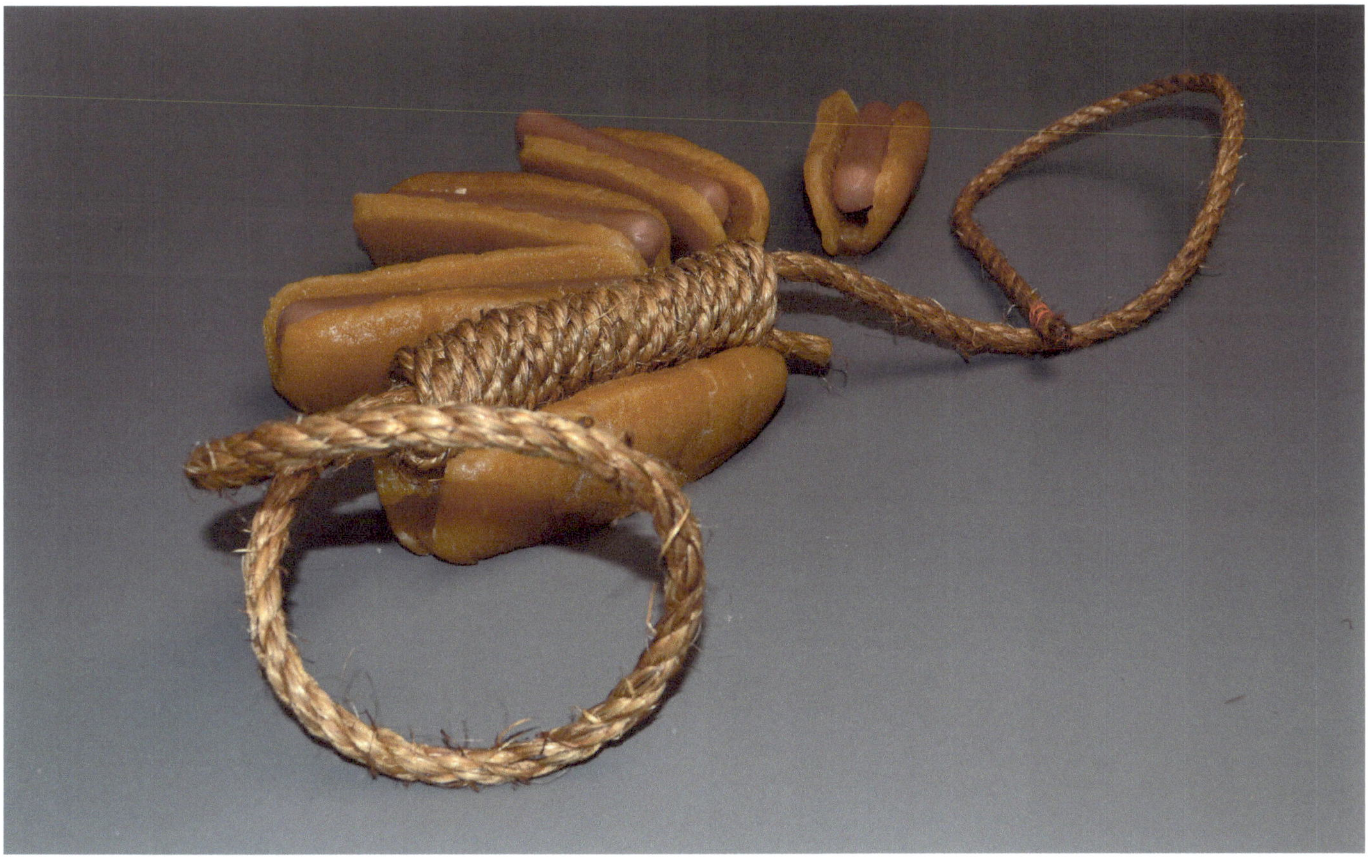

Lorenzo Cardim

This little piggy went home / *Questo porcellino è andato a casa*, 2013

Wax and sisal / *Cera e corda di sisal*
Detail / *Dettaglio*
Dimensions variable / *Dimensioni variabili*

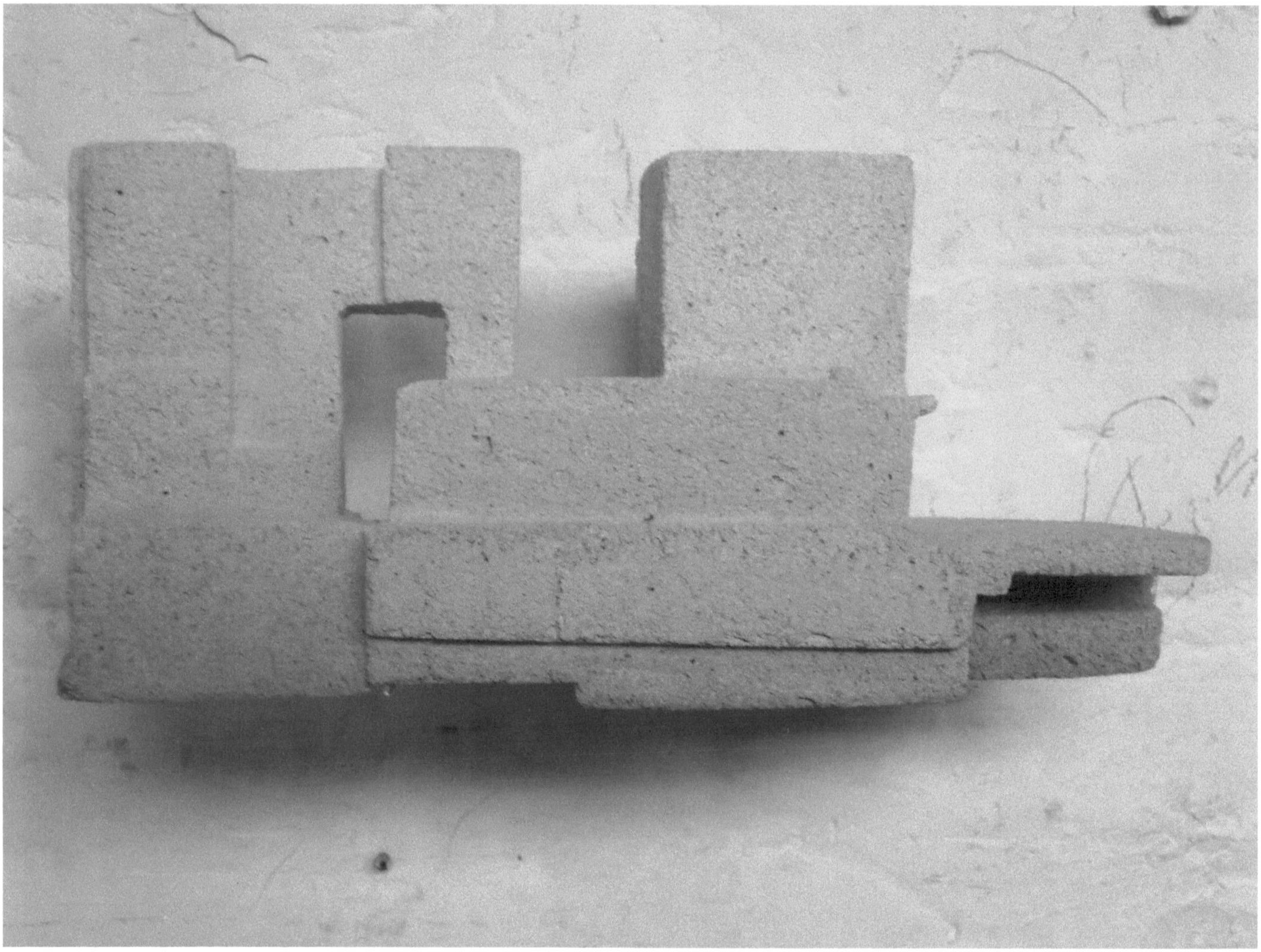

Walter Cascio

Sementi / *Seeds*, 2012

Cotto refrattario. Installazione / *Refractory material. Installation*
Dimensioni variabili / *Dimensions variable*

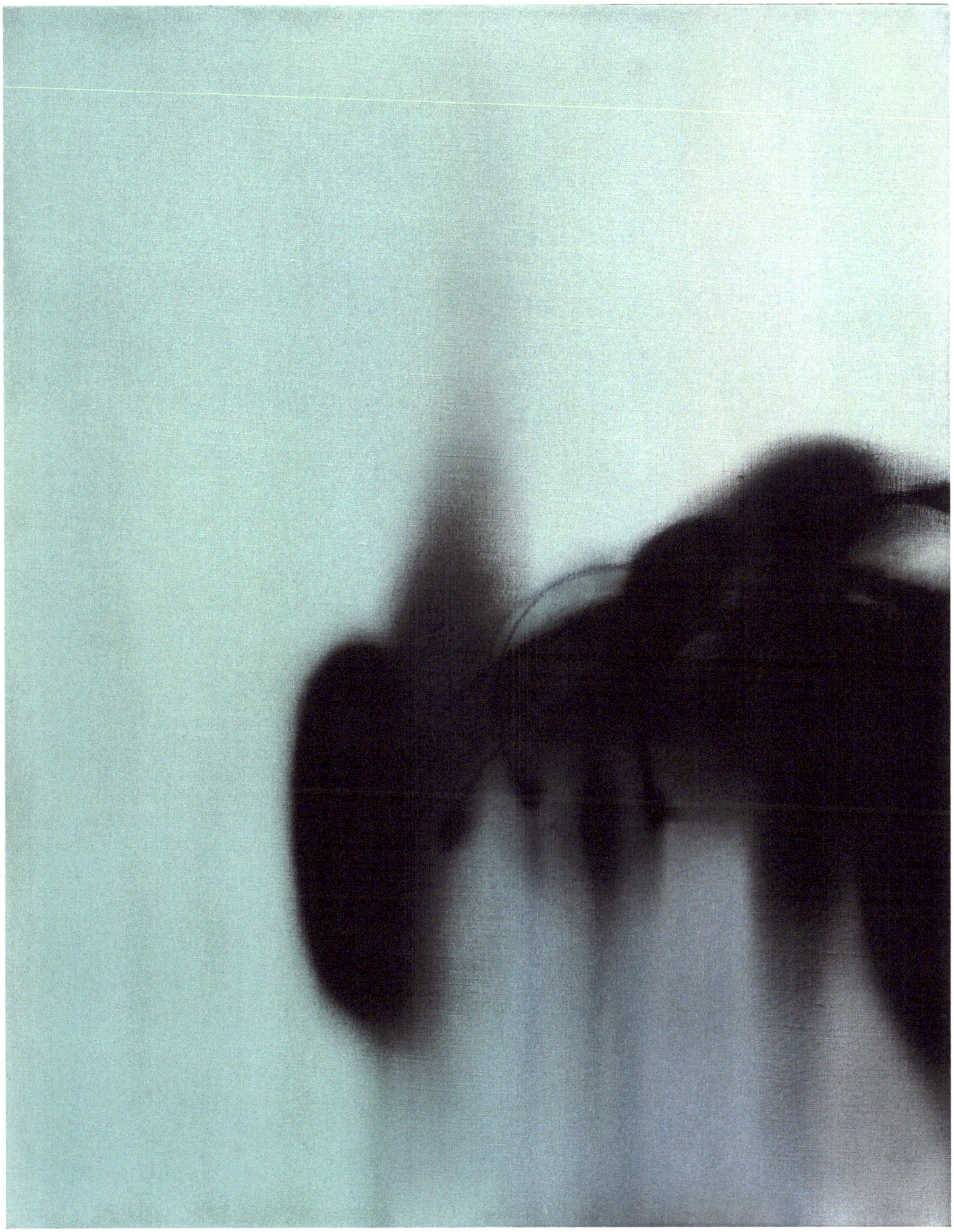

Roberto Casiraghi

Cirrus - Drink responsibly / Cirrus - Bere responsabilmente, 2011

Olio su tela / *Oil on canvas*
35.46 x 25.58” (cm 90 x 70)

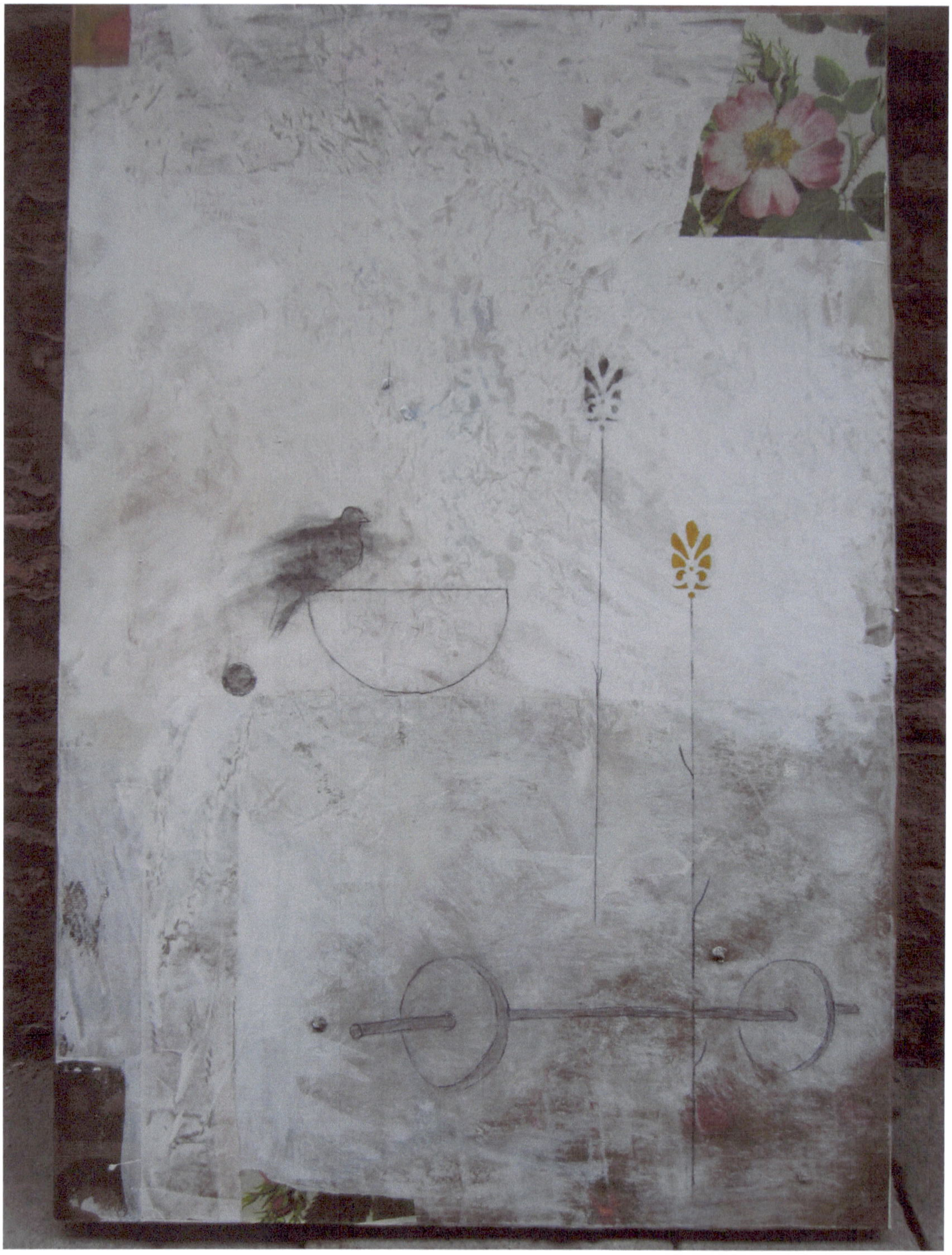

Giorgio Cattani

Antica Terra / *Ancient Land*, 2013

Tecnica mista su tela / *Misted media on canvas*
39.40 x 31.52" (cm 100 x 80)

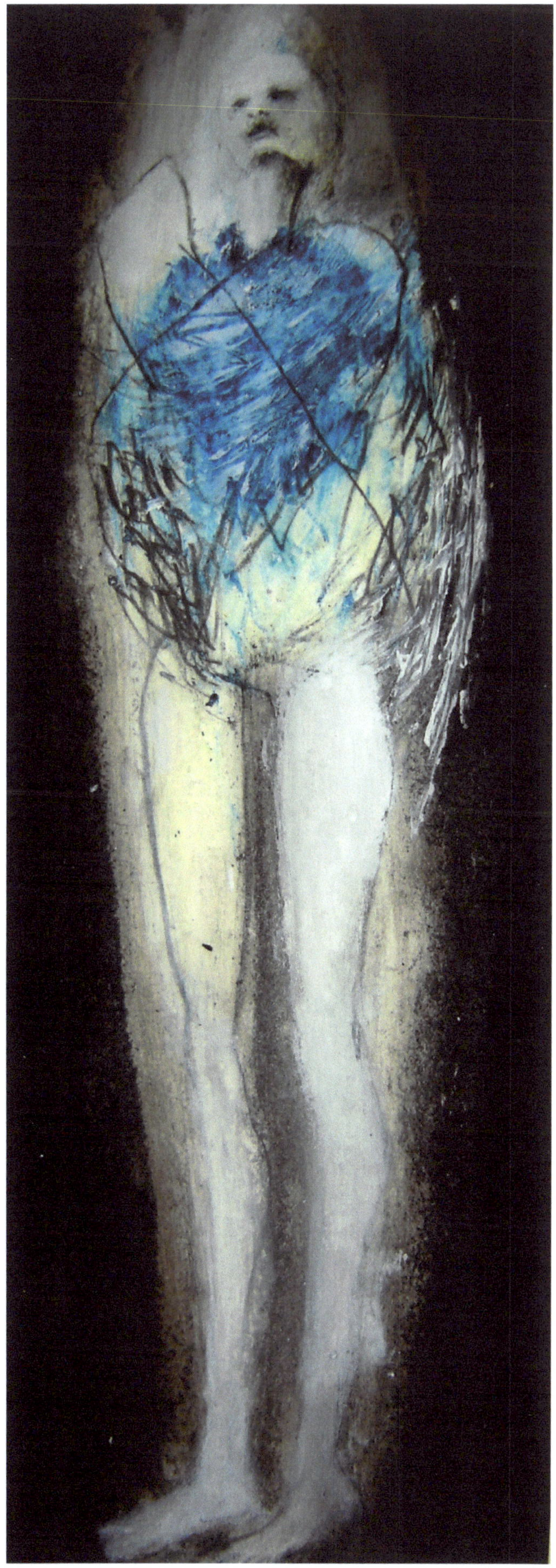

Giorgia Cavaliere

Di pancia / *Stomach*, 2013

Disegno su carta: grafite, pastelli a olio e acrilico
Graphite, oil pastels, acrylic on paper
22.85 x 15.76" (cm 58 x 40)

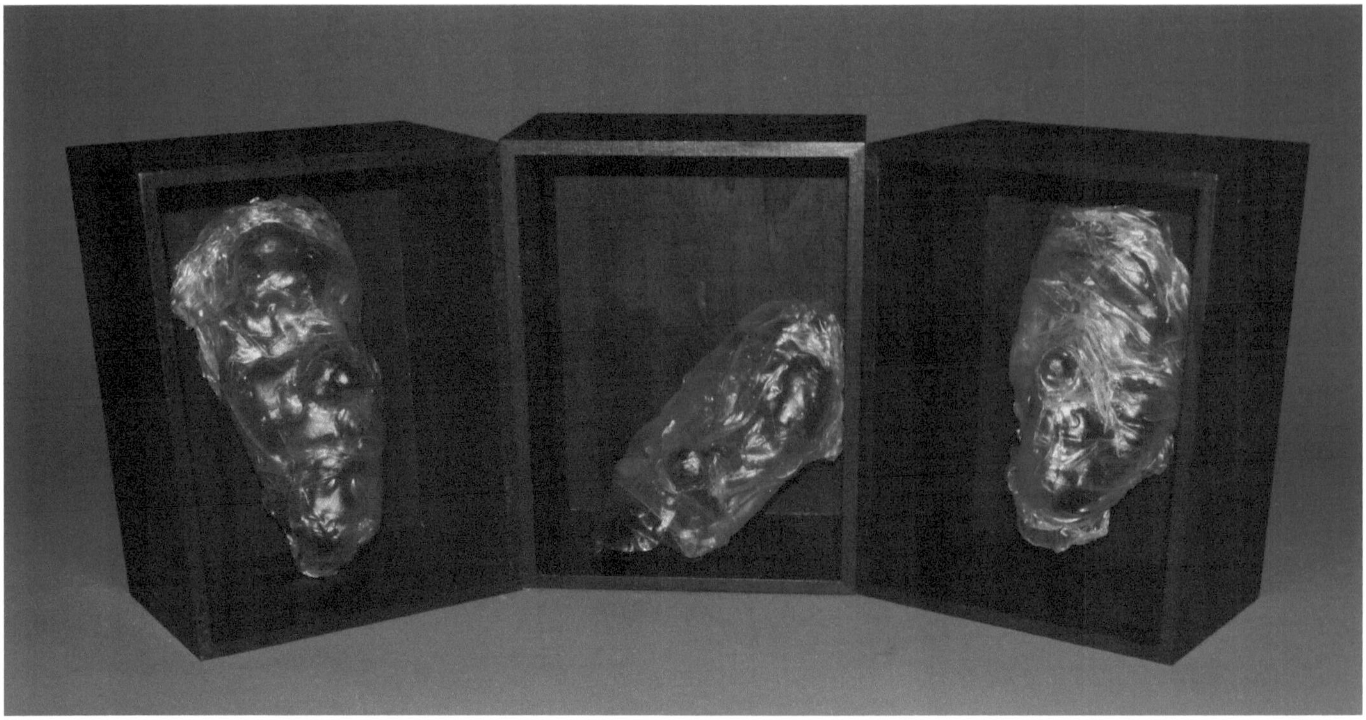

SooHo Cho

Inner Self / *L'Io interiore*, 2012

Rice paper / *Carta di riso*
Triptyc / *Trittico*
6.7 x 8.7 x 4.2" (cm 17 x 22 x 10) each

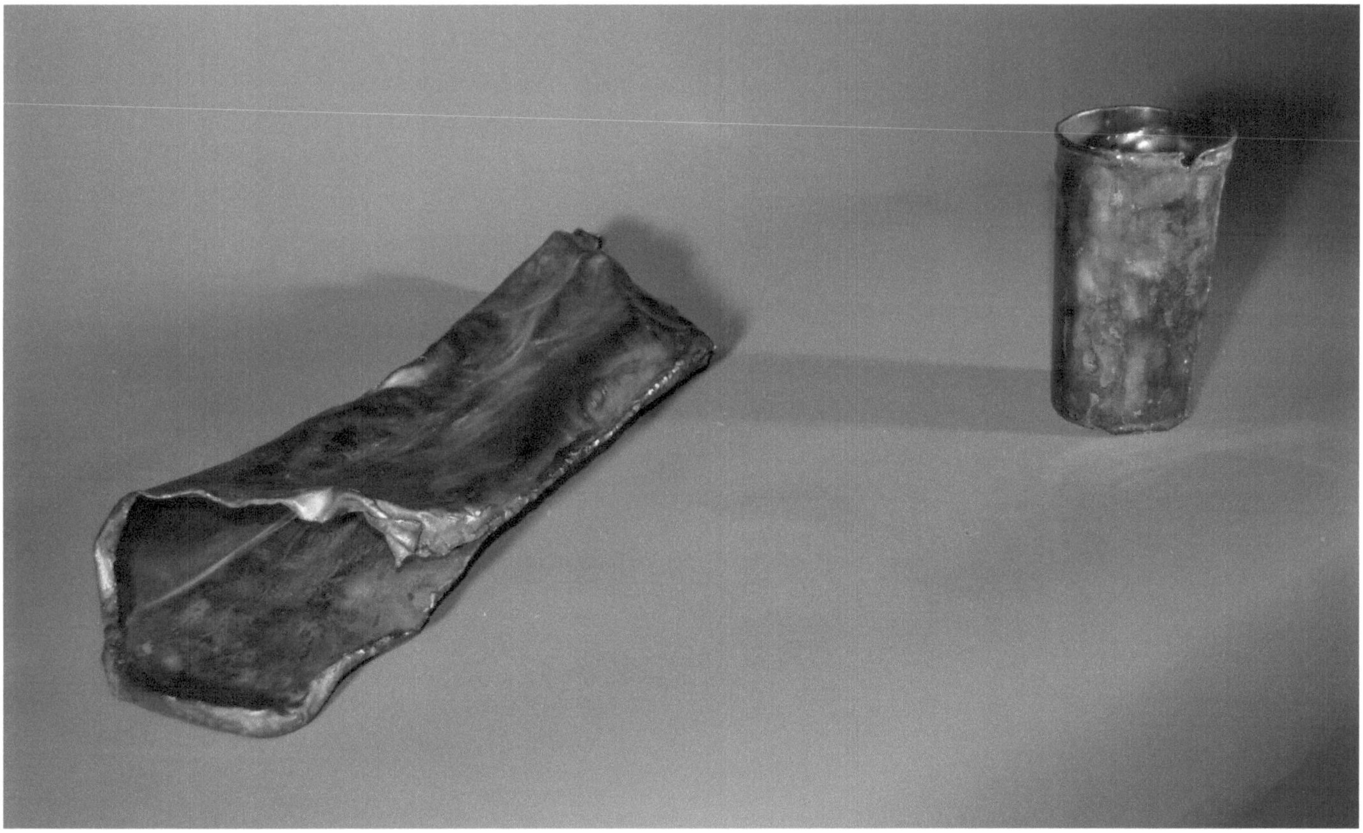

James Cole

Cream Cheese and a Bagel / *Crema di formaggio e un Bagel*, 2012

Steel / Acciaio
14.5 x 7 x 3; 3.5 x 3.5 x 10" (cm 37 x 17 x 8; 9 x 9 26)

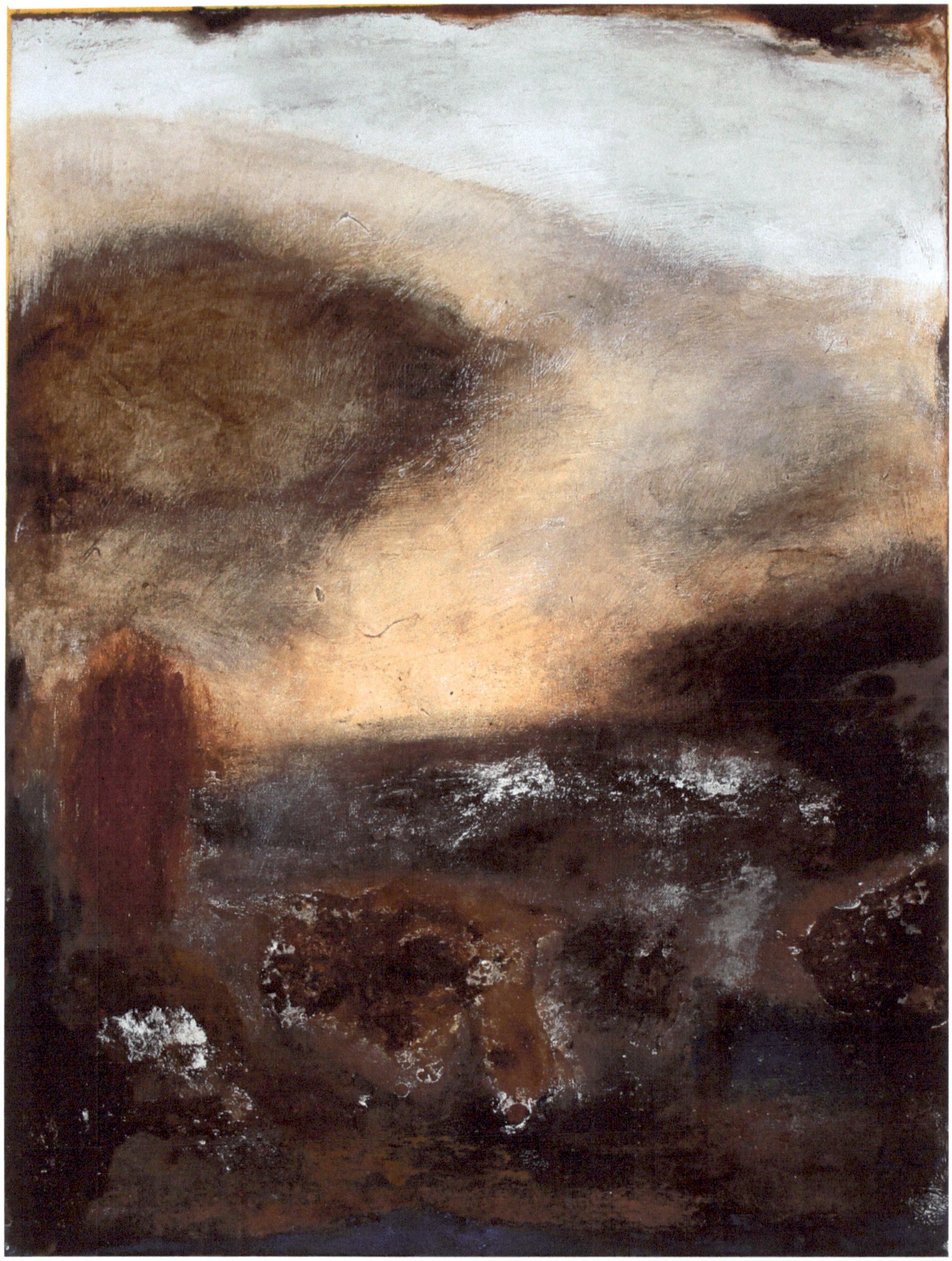

Samuela Coffetti

Arsura / *Drought*, 2013

Acrilici, tempera, argilla e terra su tela / Acrylic, tempera, clay and earth on canvas
31.52 x 23.64" (cm 80 x 60)

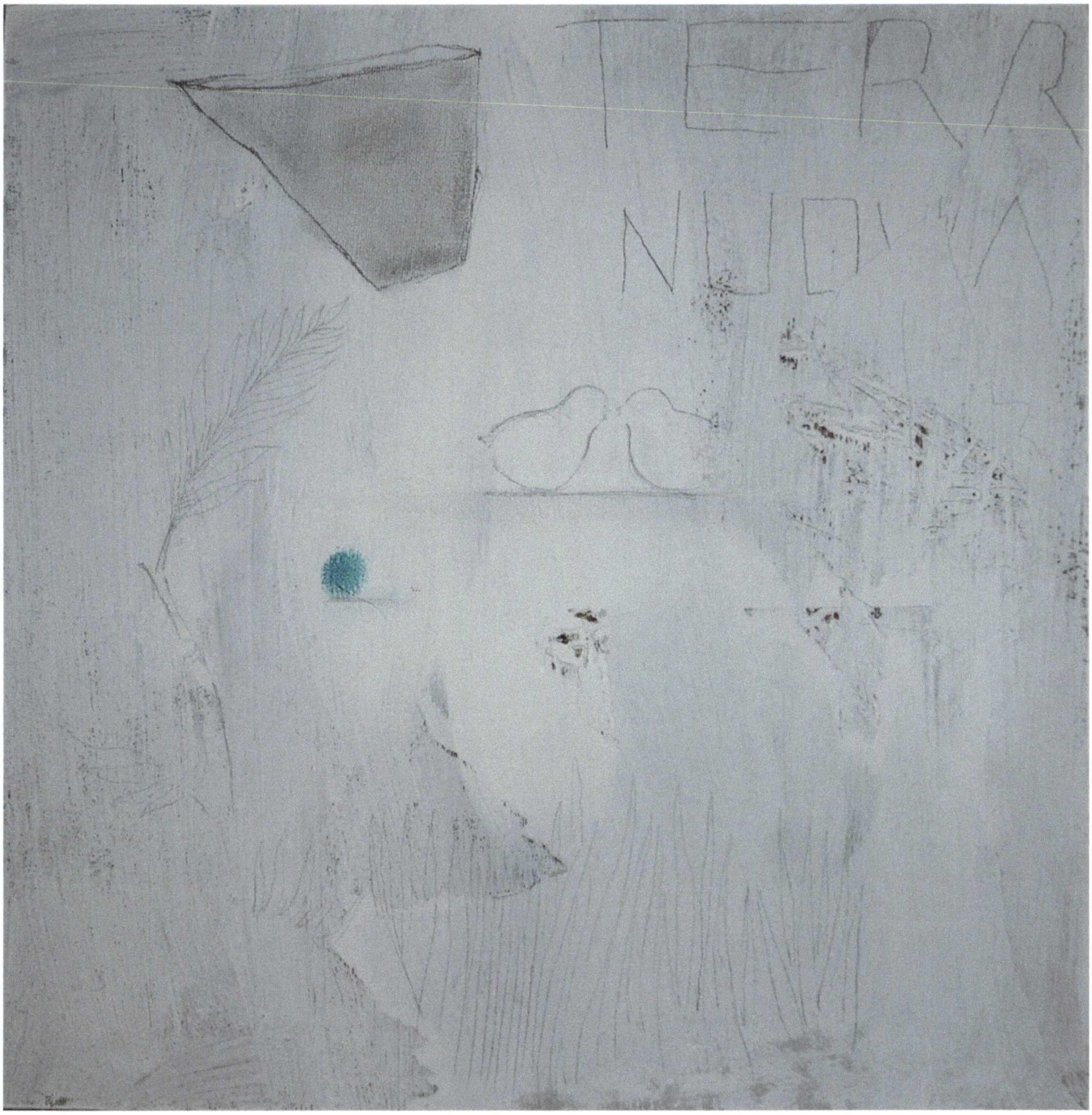

Eleonora Corti

Nuove semine-Terra Nuova / *New plantings-New Earth*, 2013

Tecnica mista su tela (acrilico, pasta acrilica e grafite) / *Mixed media on canvas (acrylic, acrylic paste and graphite)*
15.76 x 23.64 x 2.36” (cm 40 x 40 x 6)

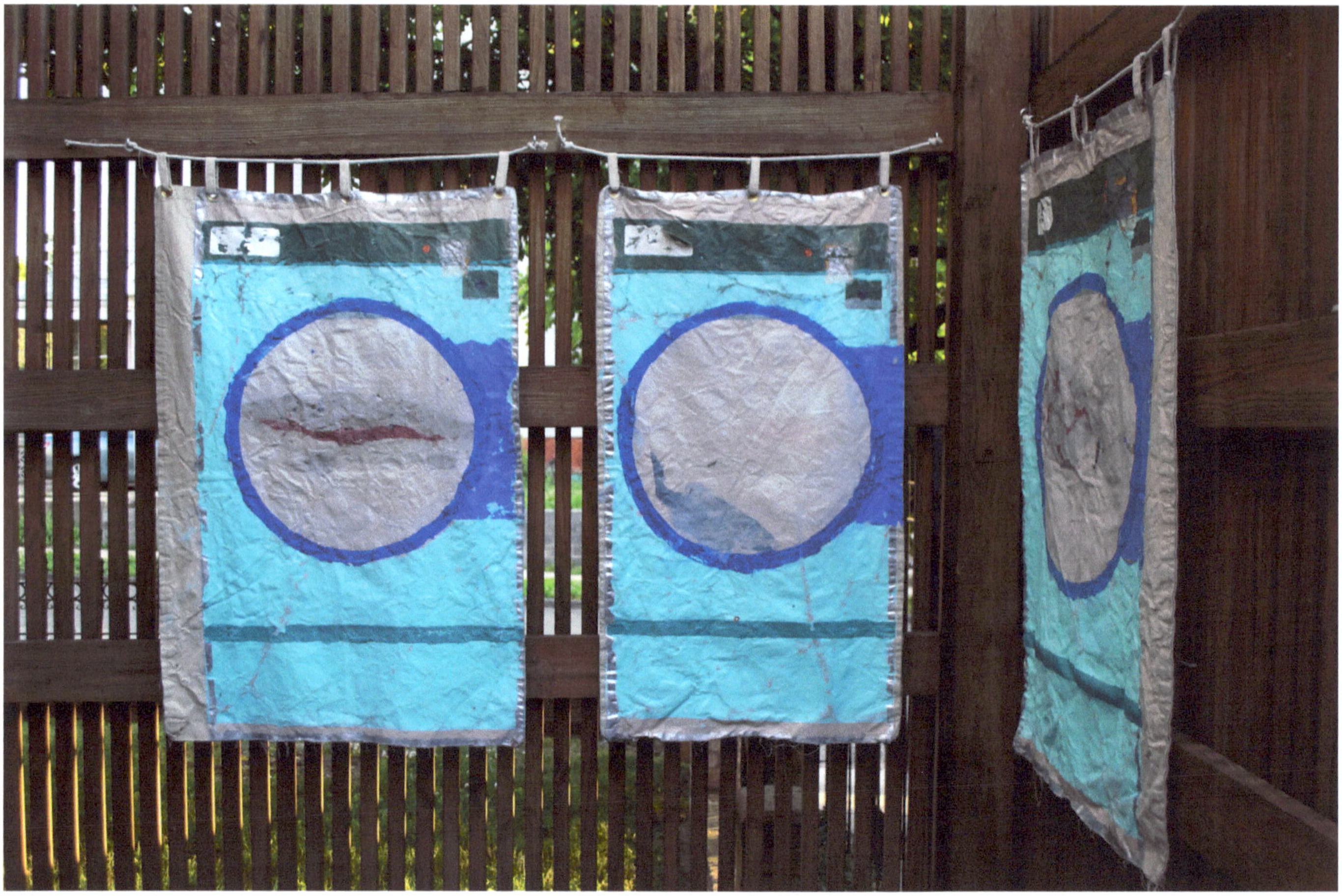

Kyrae Cowan

Washing Machines, Laundromat (Pesci) / *Lavatrici, lavanderia (Pesci)*, 2013

Acrylic, Latex Paint, canvas, clothes-lines / *Acrilico, vernice, lattice, tessuto*
Triptych, detail / *Trittico, dettaglio*
Cm 137 x 81, cm 137 x 81, cm 37 x 71
Installation / *Installazione*
Dimensions variable / *Dimensione variabile*

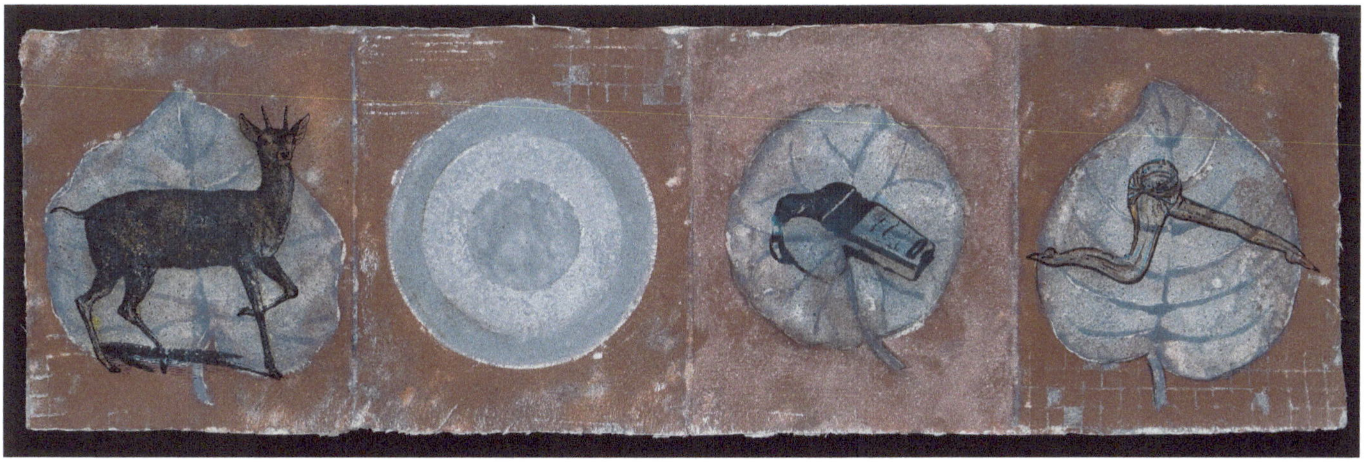

Georgia Deal

MARKED / *Segnato*, 2007

Screenprint, wax and pulp transfer on handmade paper / *Serigrafia e pasta di cera trasferita su carta a mano*
12 x 40" (cm 30,5 x 101,6)

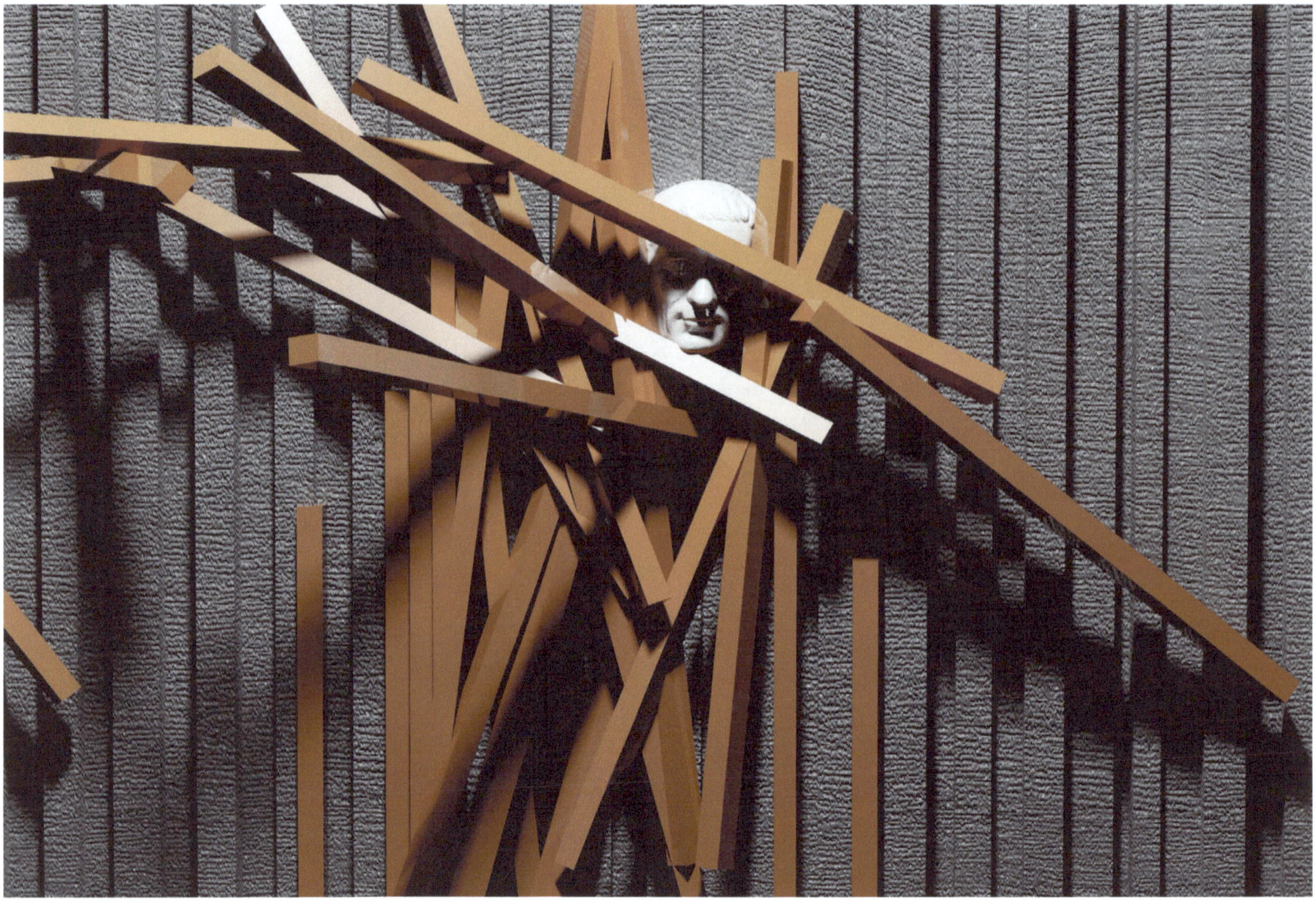

Filippo De Filippi

Bastoncini cinesi / *Chinese sticks*, 2013

Cemento e legno, dettaglio / *Concrete and wood, detail*
15.76 x 27.58" (cm 70 x 40)

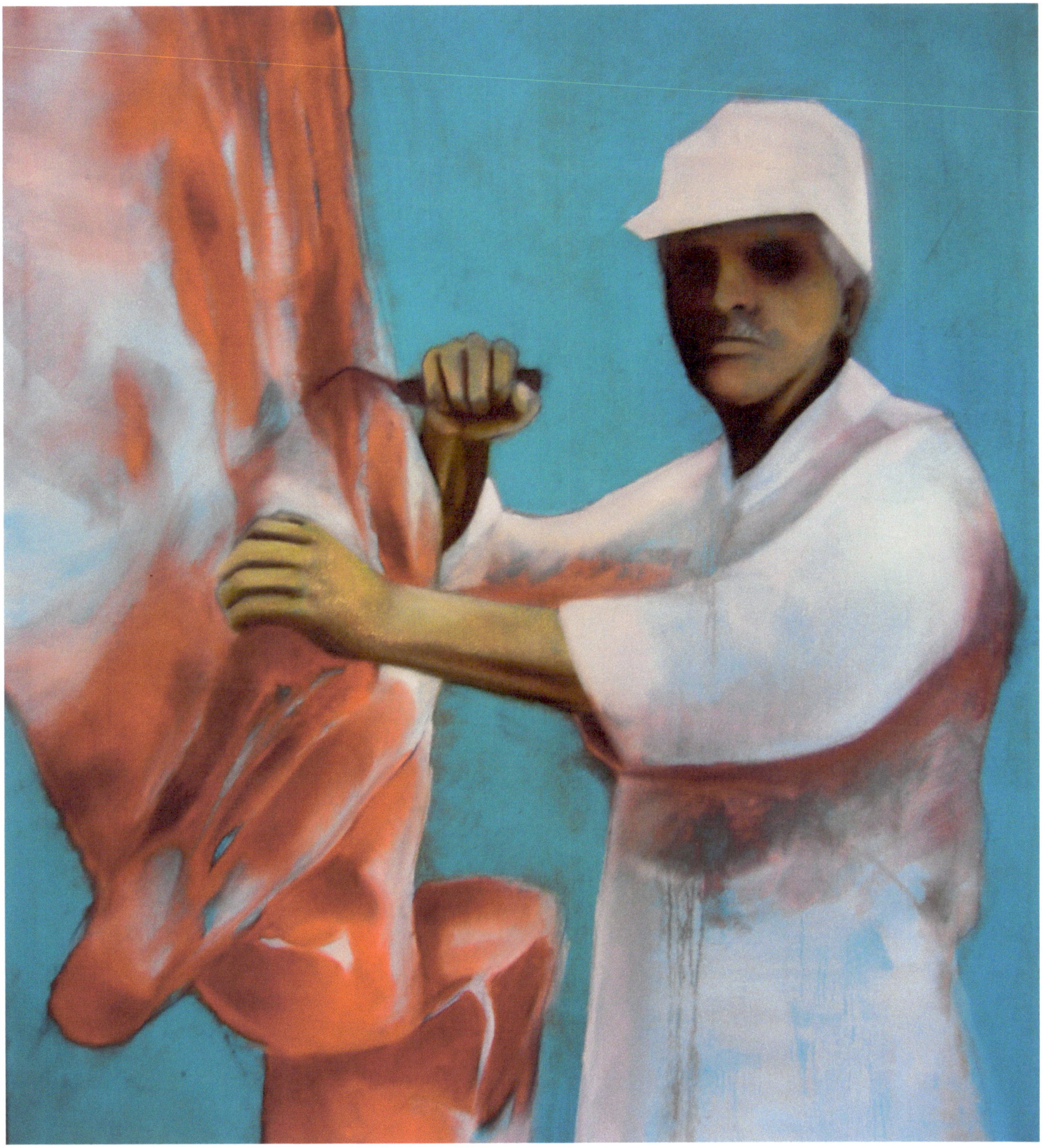

Piergiorgio Del Ben

Carne - Officina / *Meat - Workshop*, 2012

Olio su tela / Oil on canvas
43.34 x 31.52 x 1.18" (cm 110 x 80 x 3)

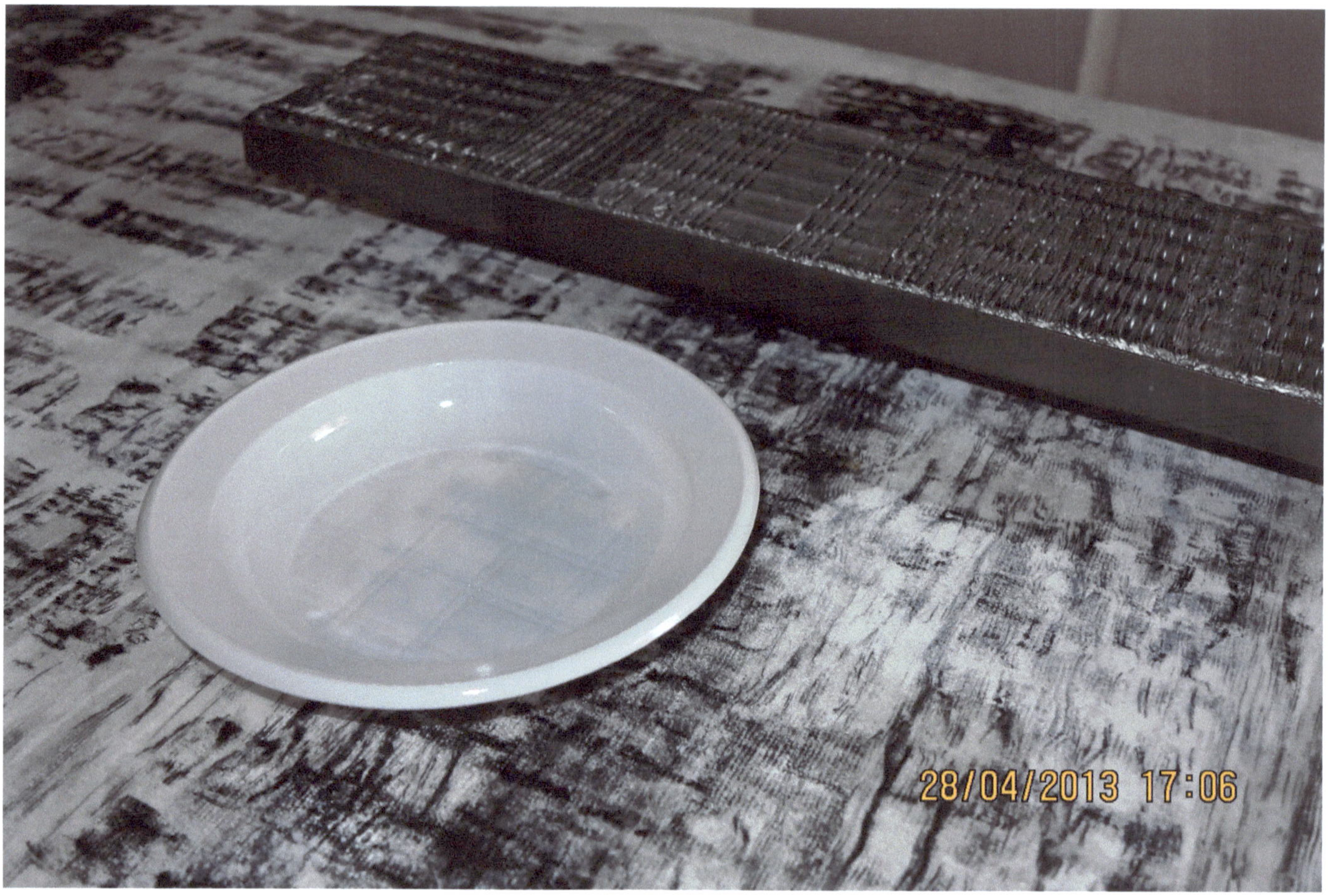

Luce Delhove

In punta di forchetta: omaggio a Caterina de' Medici / *On tip fork: Caterina de' Medici Homage*, 2013

Installazione multimediale / *Multimedia installation*
Acrilico su viseline, ferro e alluminio / *Acrylic on viseline, iron and aluminium*
Photography by Paola Case and music by Caterina Calderoni

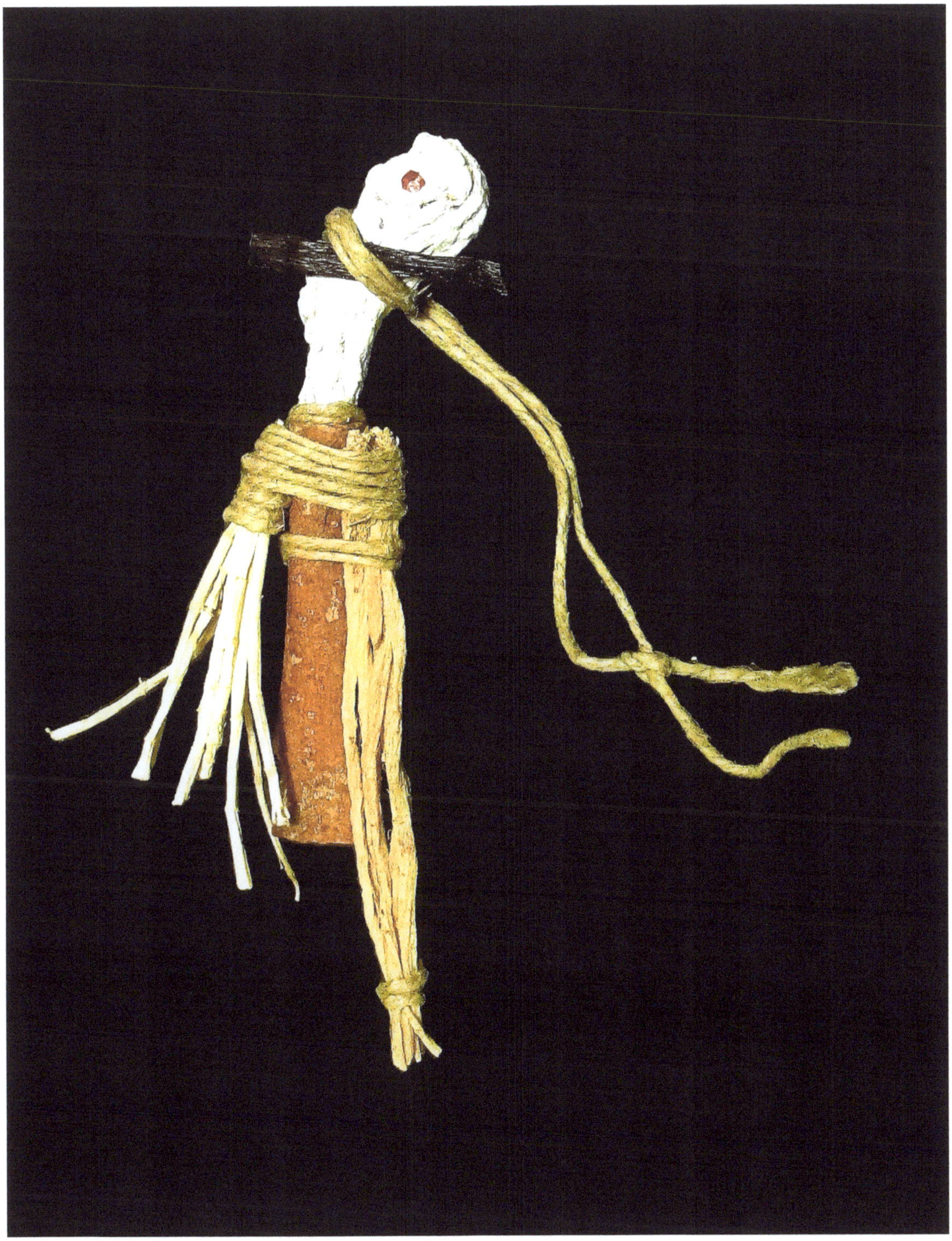

Filippo De Marchi

Mandragole-Lucrezia / *Mandragole- Lucrece*, 2013

Radici, spezie, canapa, gesso / *Roots, spices, hemp, gypsum*
7.09 x 1.18" (cm 18 x 5)

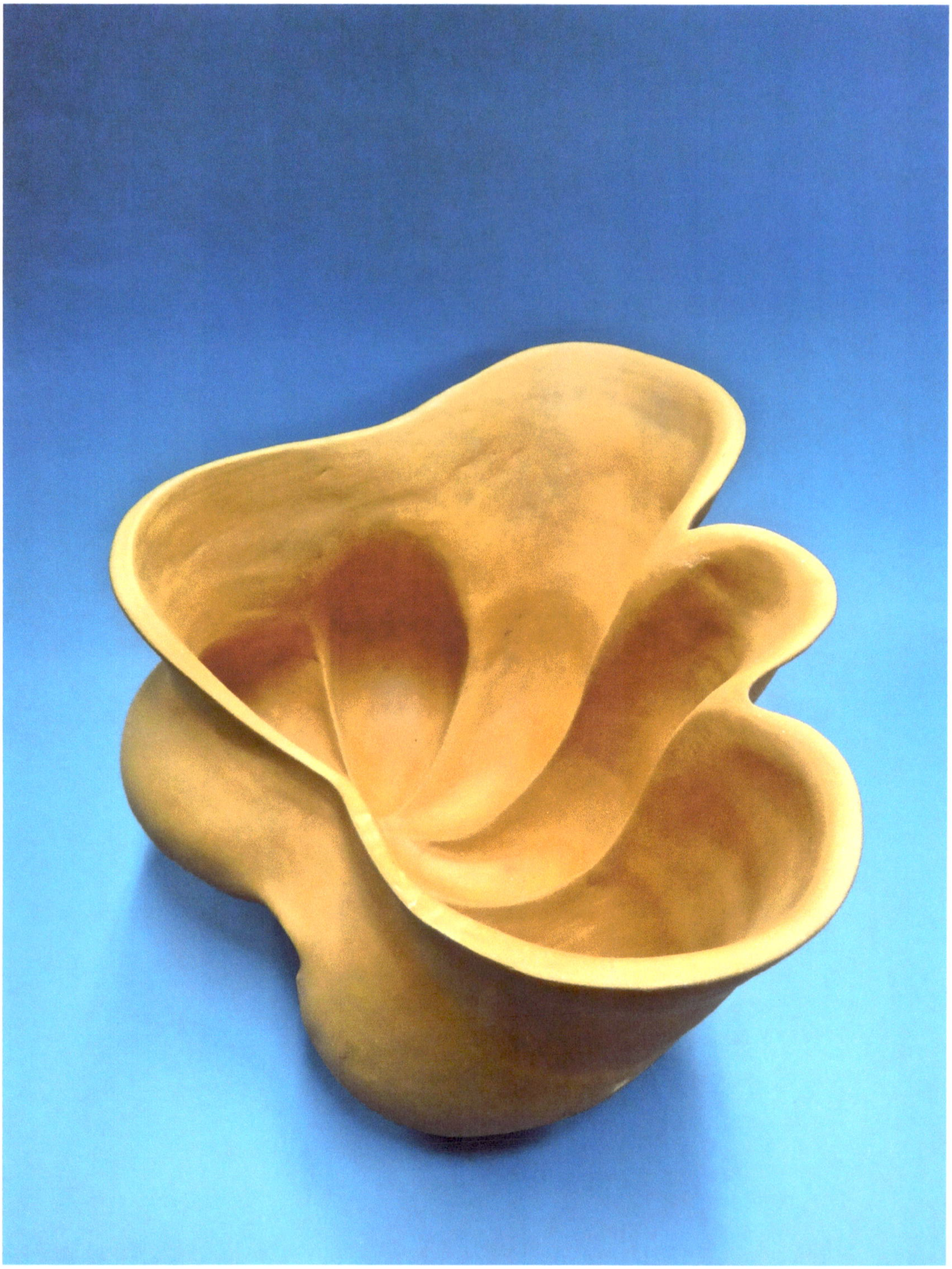

Robert Devers

From hand to mouth / *Dalla mano alla bocca*, 2010

Hend-built stoneware / *Grès realizzato a mano*
9.85 x 10.64' x 39' (cm 25 x 28 x 18)

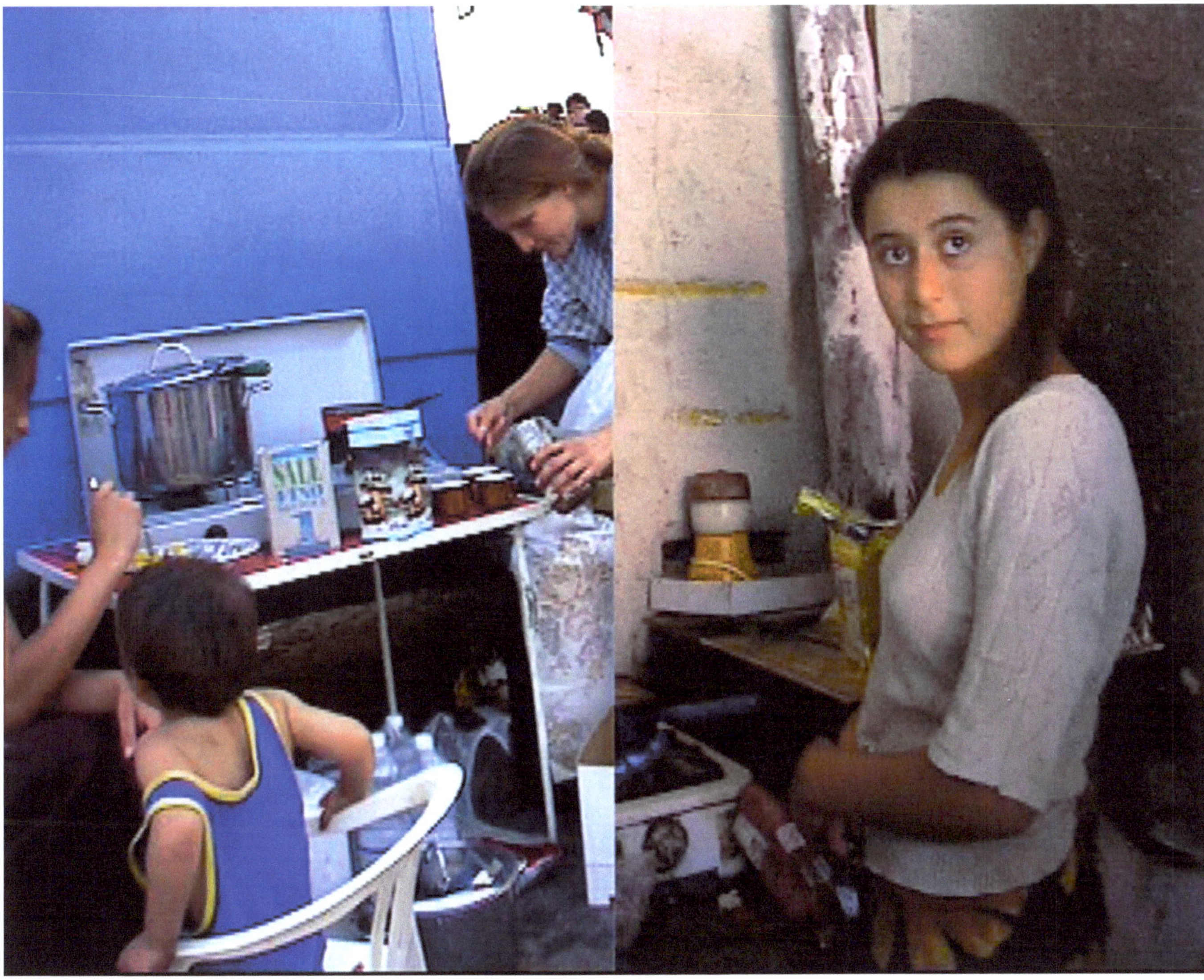

Paola Di Bello

Milano Romania, 1998

Video Rom DVD – PAL – Stereo 12'28"
Author, Director, Image: Paola Di Bello, Marco Biraghi
Editing and Sound: Paola Di Bello, Marco Biraghi, Francesco Lupi Timini

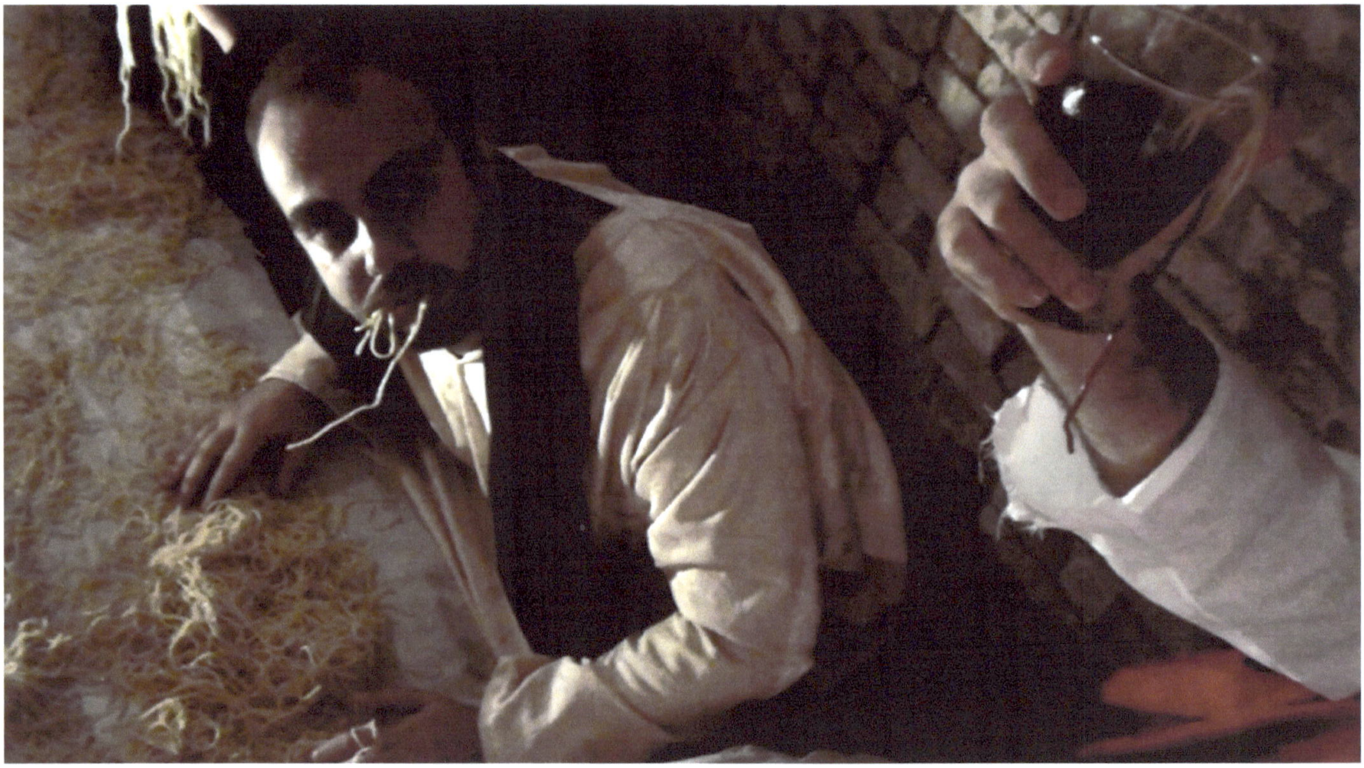

Antonio Di Biase

Ultimum Ientaculum 2, 2011

Film 8'28"

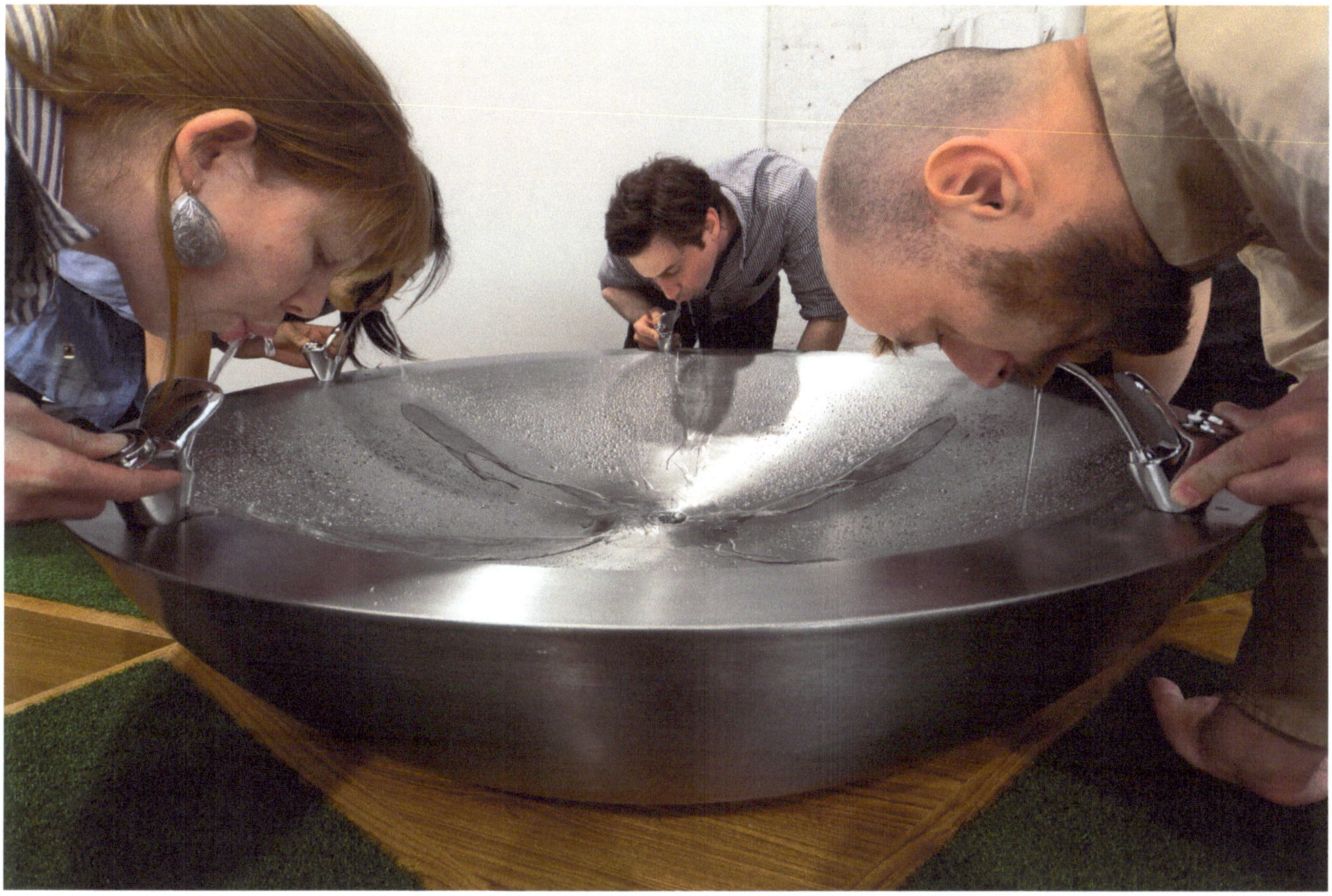

Lisa Dillin

Drinking Source / *Fonte di acqua potabile per tutti*, 2013

Documentation of the performative Digital C-print on archival fiber-based paper / *Foto del lavoro perfomativo*
10 x 15" (cm 25 x 38)

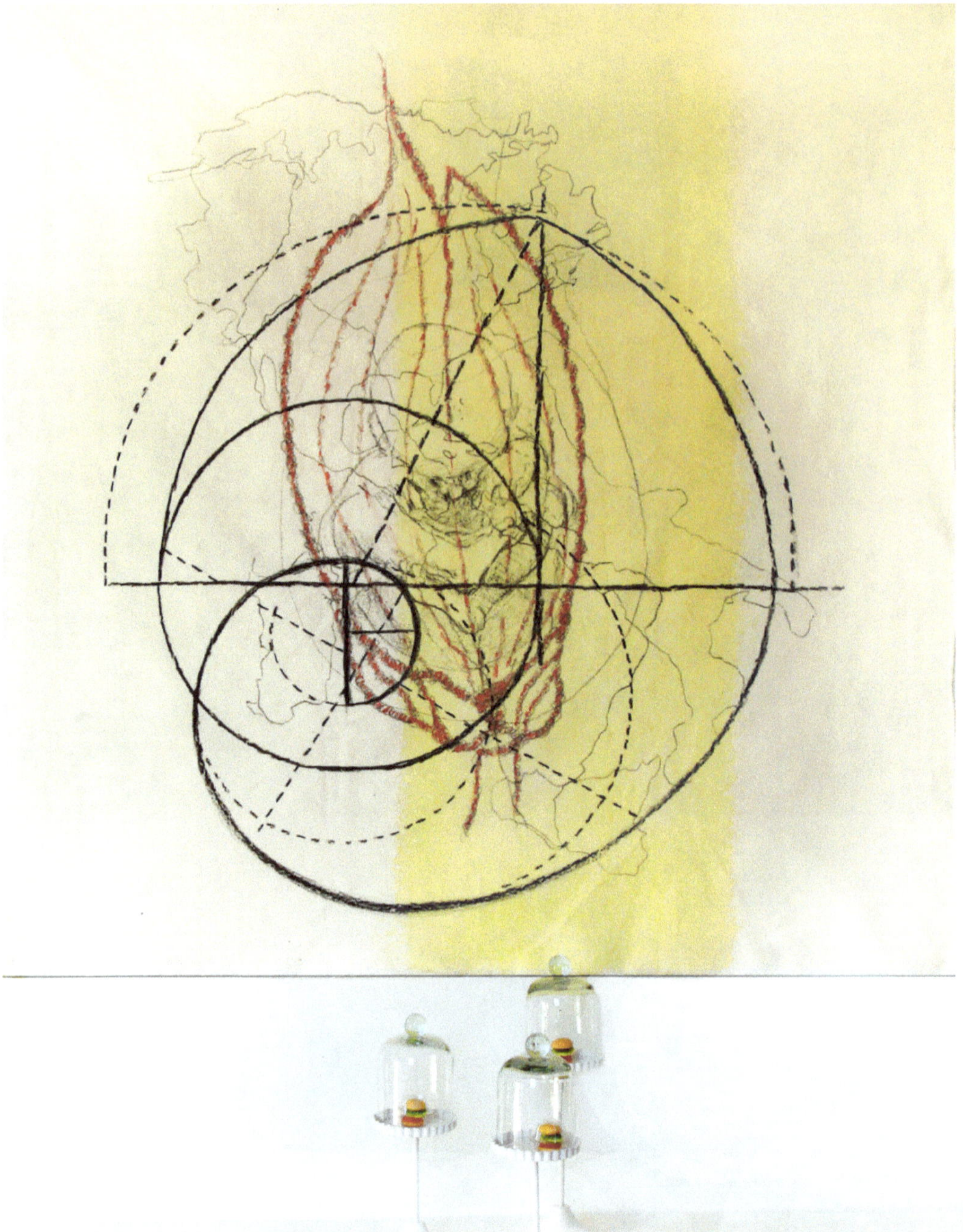

Ottavia Fiameni

Tu vo' fa' l' Americano, 2013

Tela di cotone grezzo / Canvas *of raw cotton*
Installazione / *Installation*
Dimensioni variabili / *Dimensions variable*

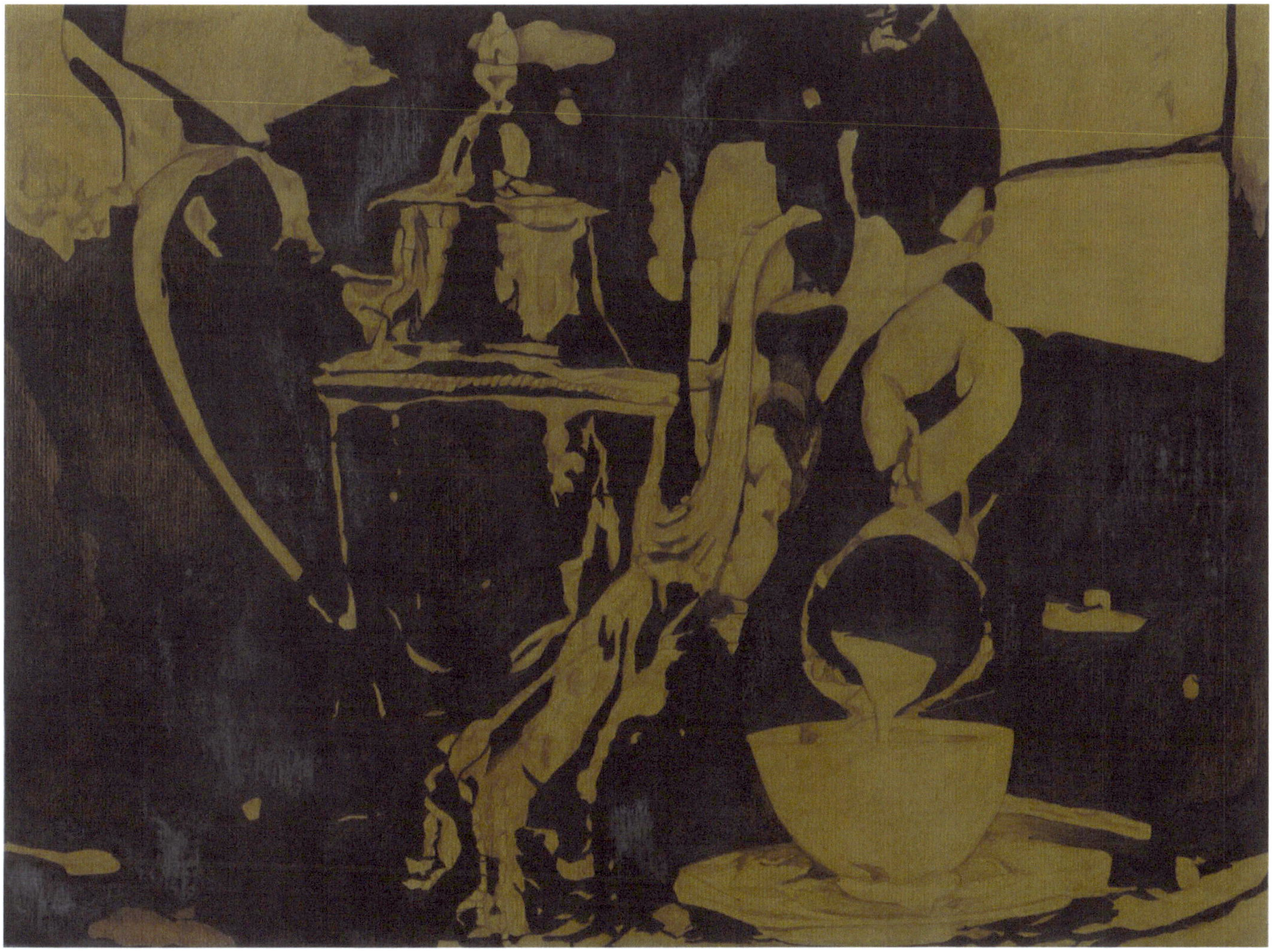

Alberto Finelli

Qui a tavola / Here at table, 2013

Grafite su carta imballaggio / *Graphite on paper packing*
19.9 x 27.58" (cm 50 x 70)

Ignazio Gadaleta

Maris, 2002

Olio su tavola / *Oil on wood*
10.64 x 19.5" (cm 27,5 x 50)

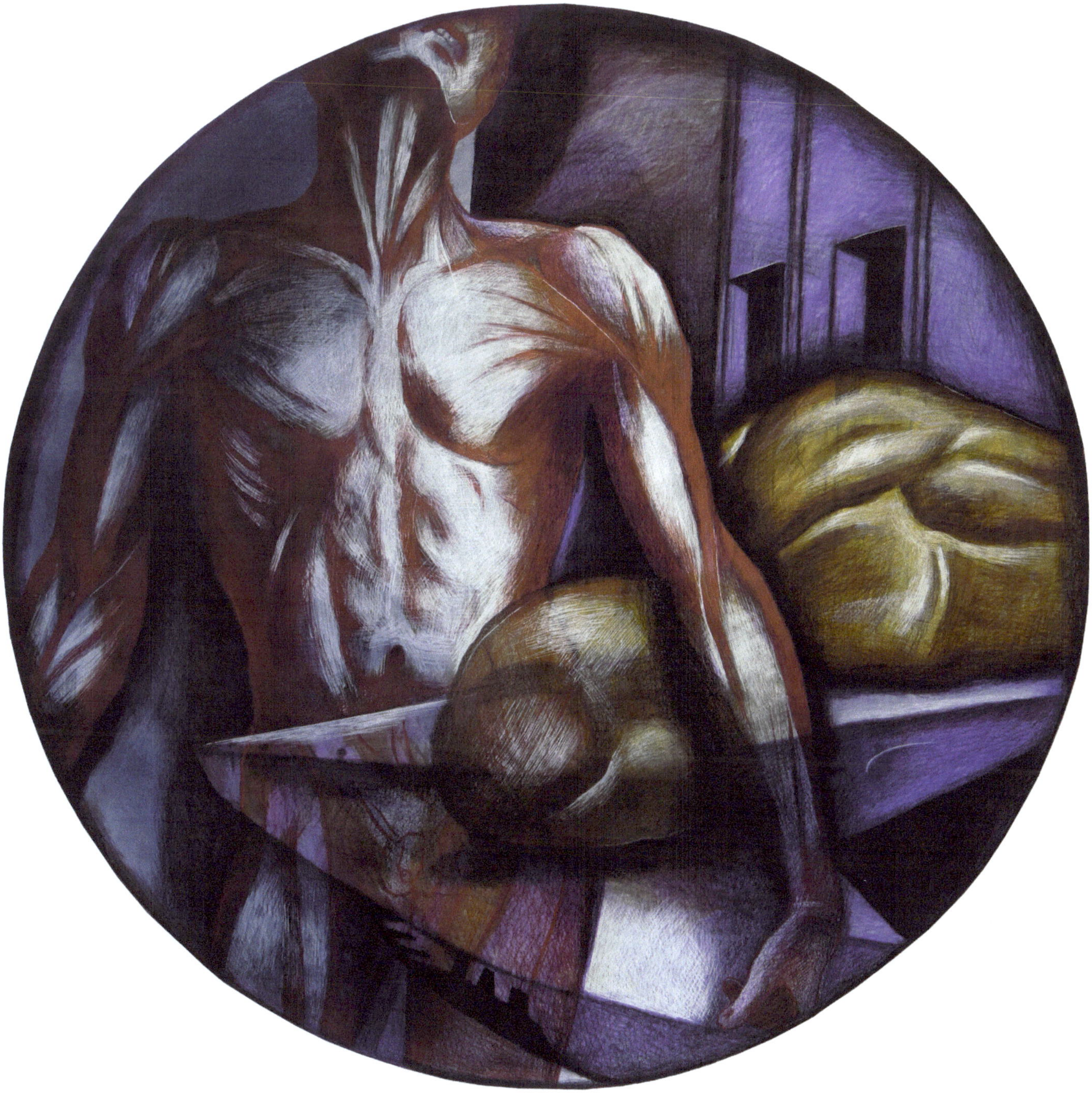

Renato Galbusera

Nutrire il pianeta / *Feeding the planet*, 2013

Tecnica mista su carta intelata / *Mixed media on paper mounted on canvas*
Ø 47.28" (Ø cm. 120)

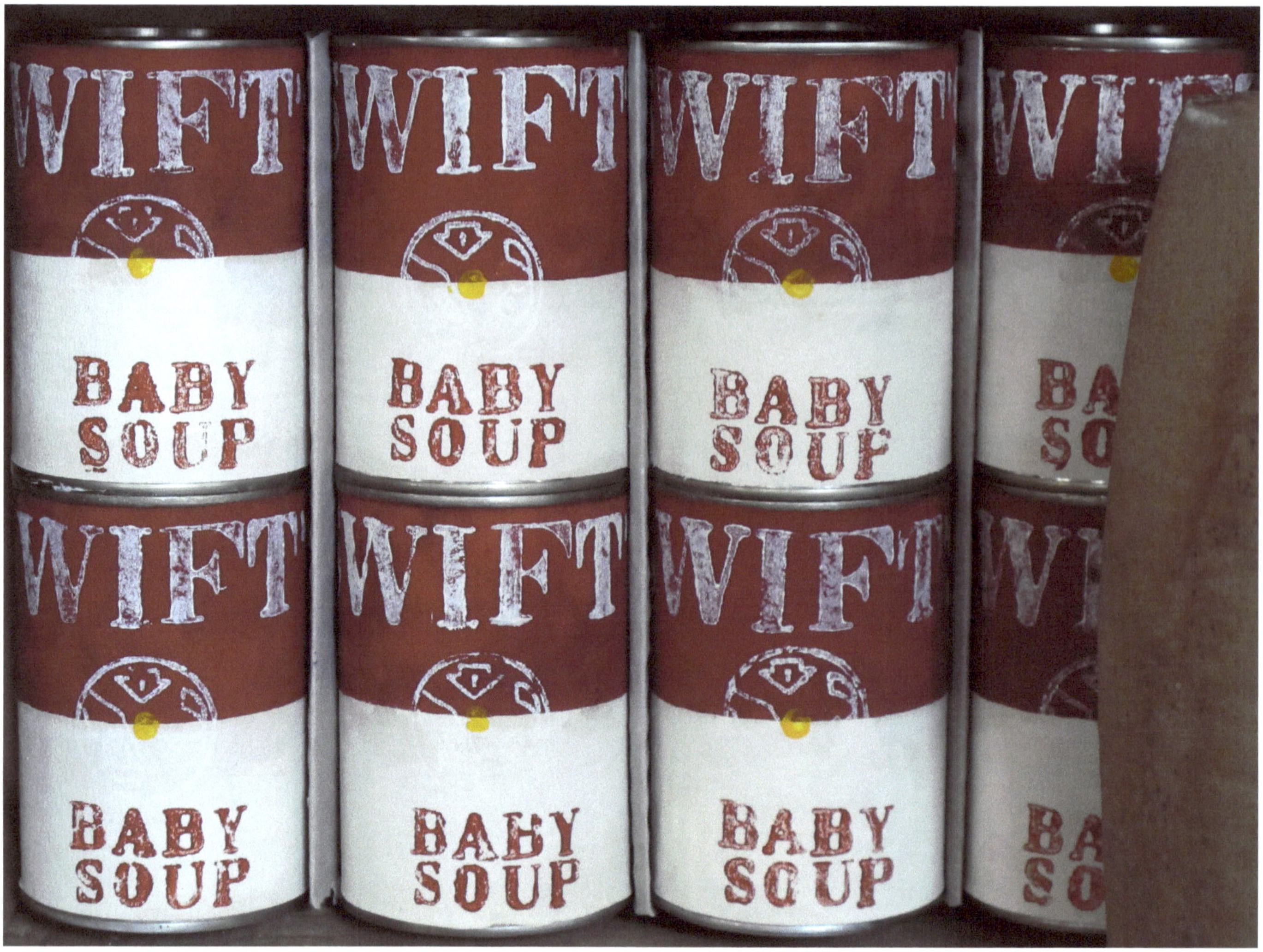

Cristina Galli

Ricettario anatomico - *Swift's baby soup*, 2013

Legno, cartone, lattine, tecnica mista su carta, libro, plexiglass / *Wood, cardboard, cans, mixed media on paper, book, plexiglass*
27.58 x 13.79 x 10.64" (cm 70 x 35 x 27)

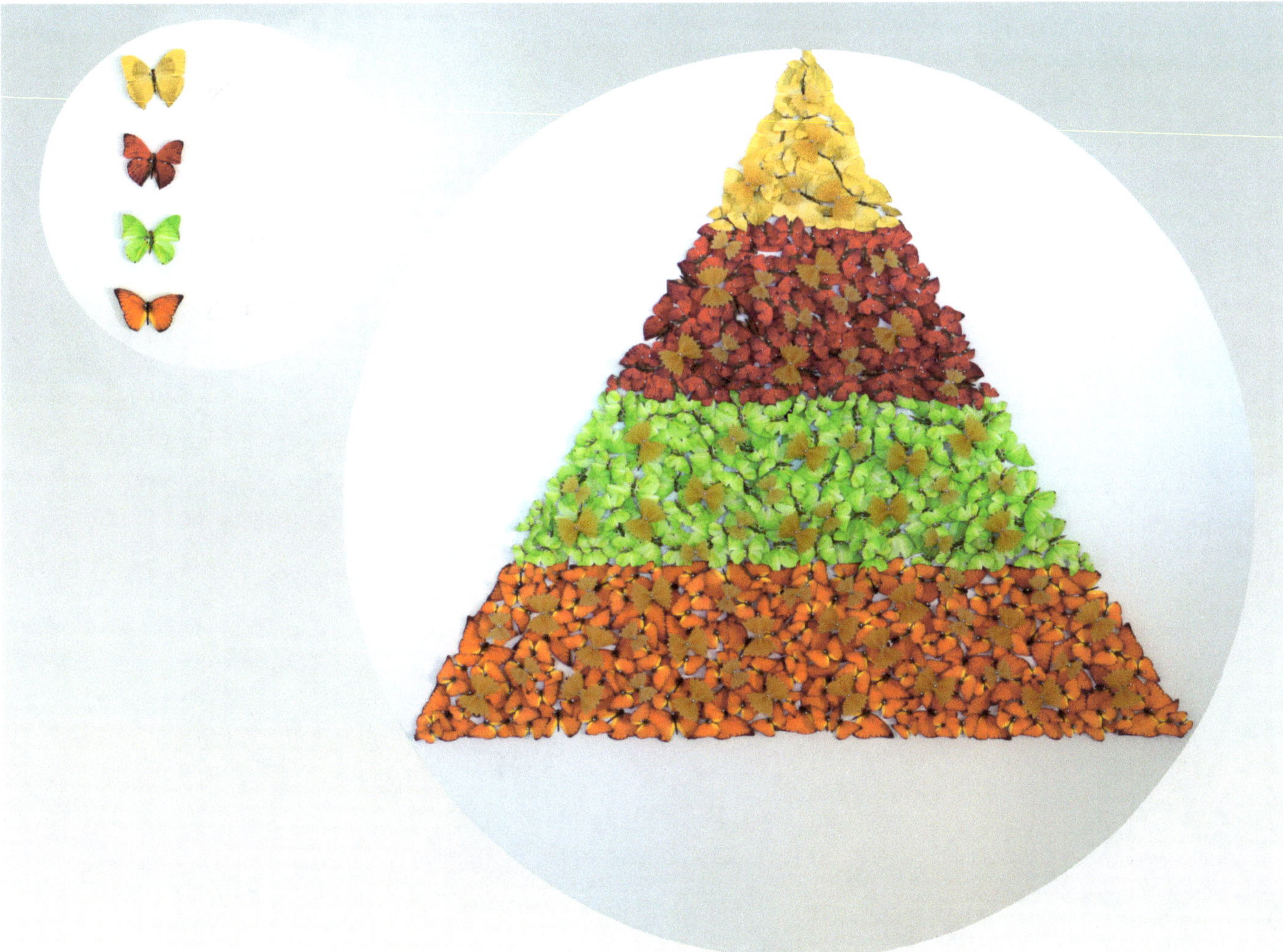

Michael Gambino

Piramide Alimentare / *Food pyramid*, 2013

Tecnica mista: farfalle di carta e di pasta su tavola / *Mixed media: paper butterflies and paste on wood*
43.34 x 31.52 x 1.18" (cm 110 x 80 x 3)

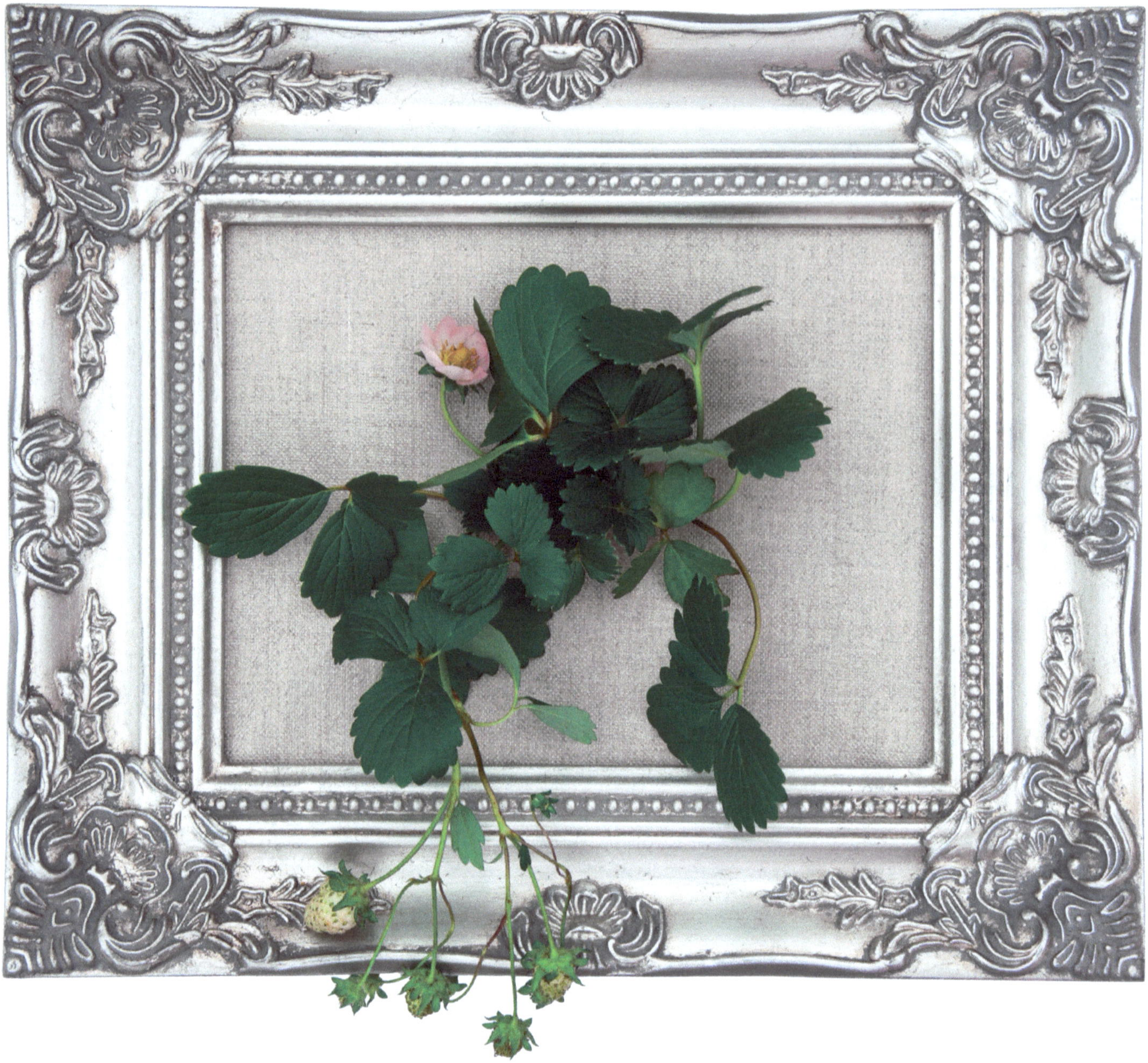

Martina Dolkar Gatti

Natura viva: fragole / *Living nature: strawberries*, 2013

Stampa inkjet su carta / *Inkjet print on paper*
13.40 x 15.76” (cm 33,75 x 40)

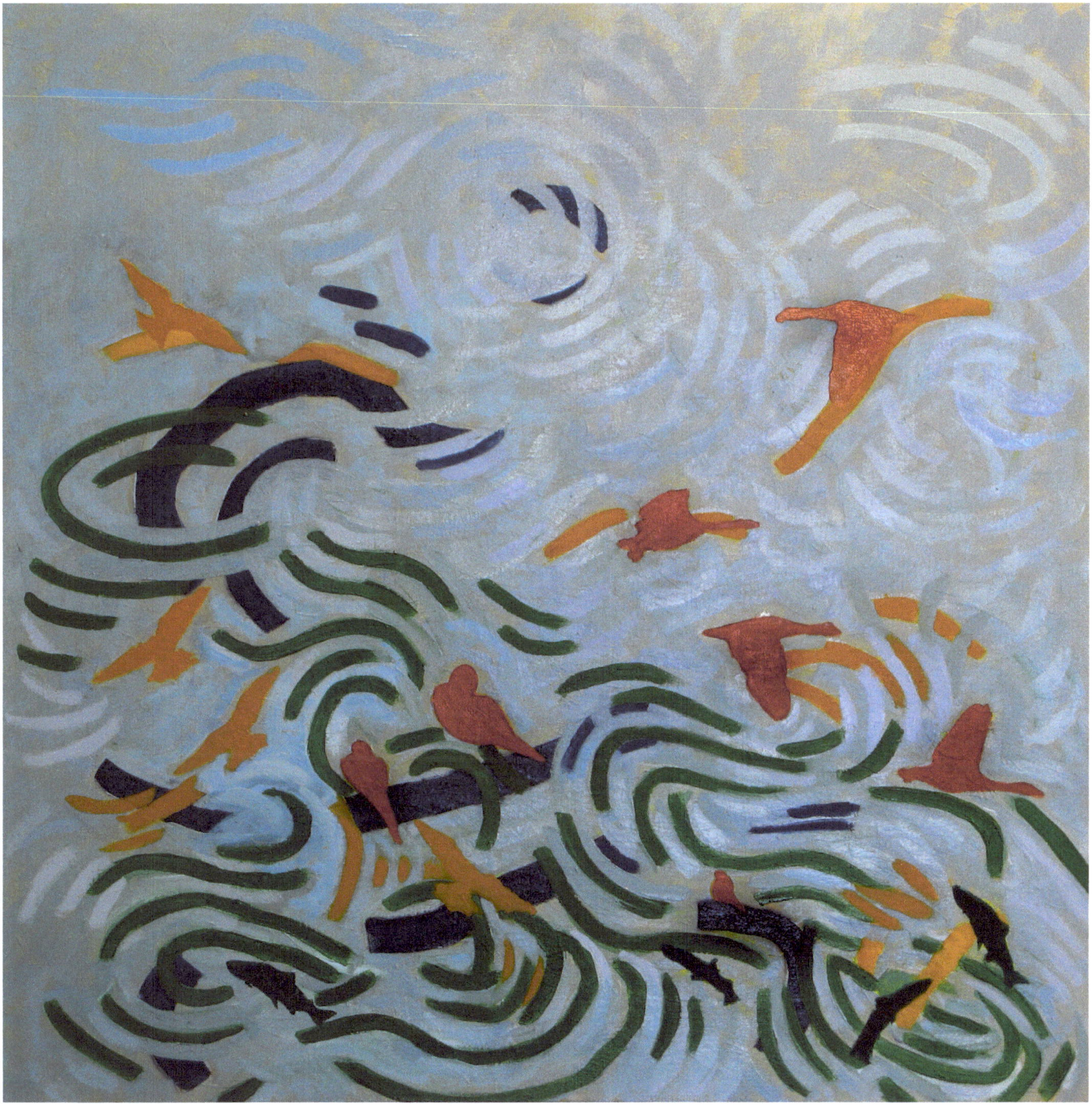

Janis Goodman

Food Chain / *Catena alimentare*, 2013

Oil on wood panel / *Olio su tavola*
24 x 24” (cm 61 x 61)

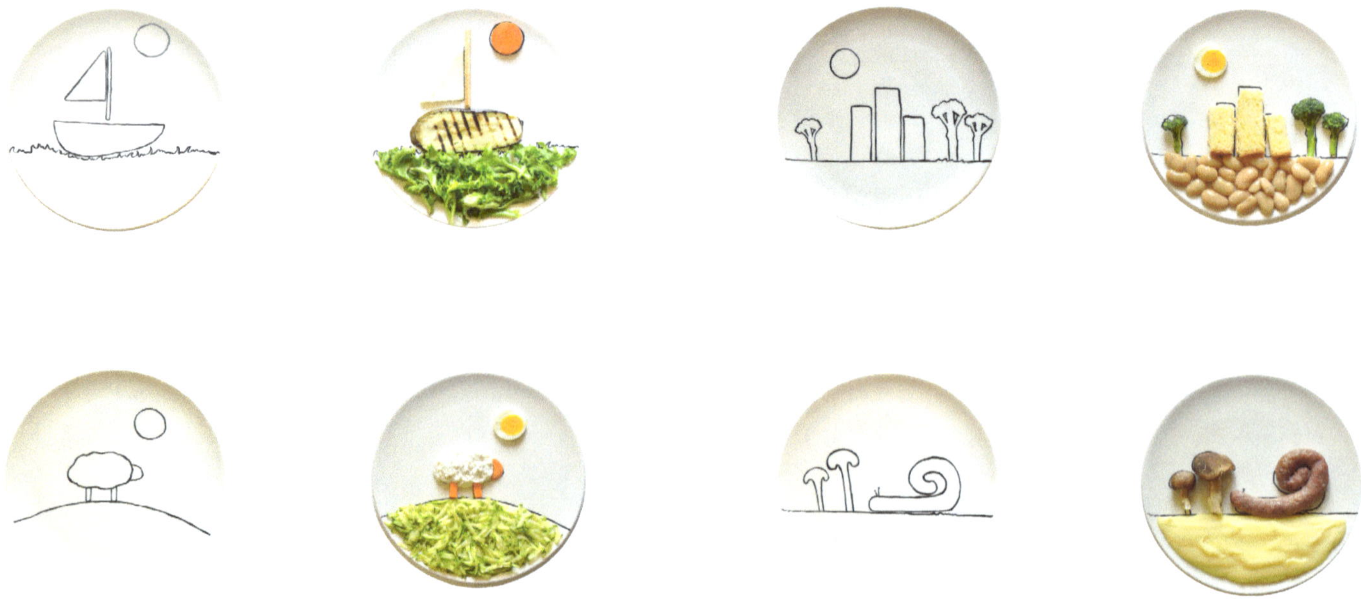

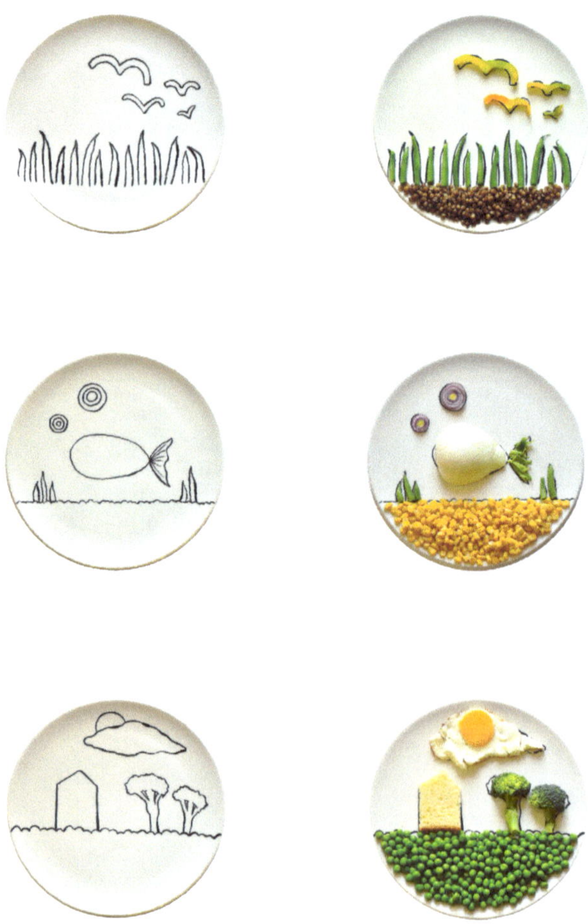

Antonio Gramegna

Mangiamo con divertimento- Paesaggini /
Eeating enjoyment – Landscapes, 2013

Installazione di piatti / Installation of dishes.
Terracotta smaltata dipinta / *Glazed earthenware painted*
Ø 11.82" (Ø cm 30)

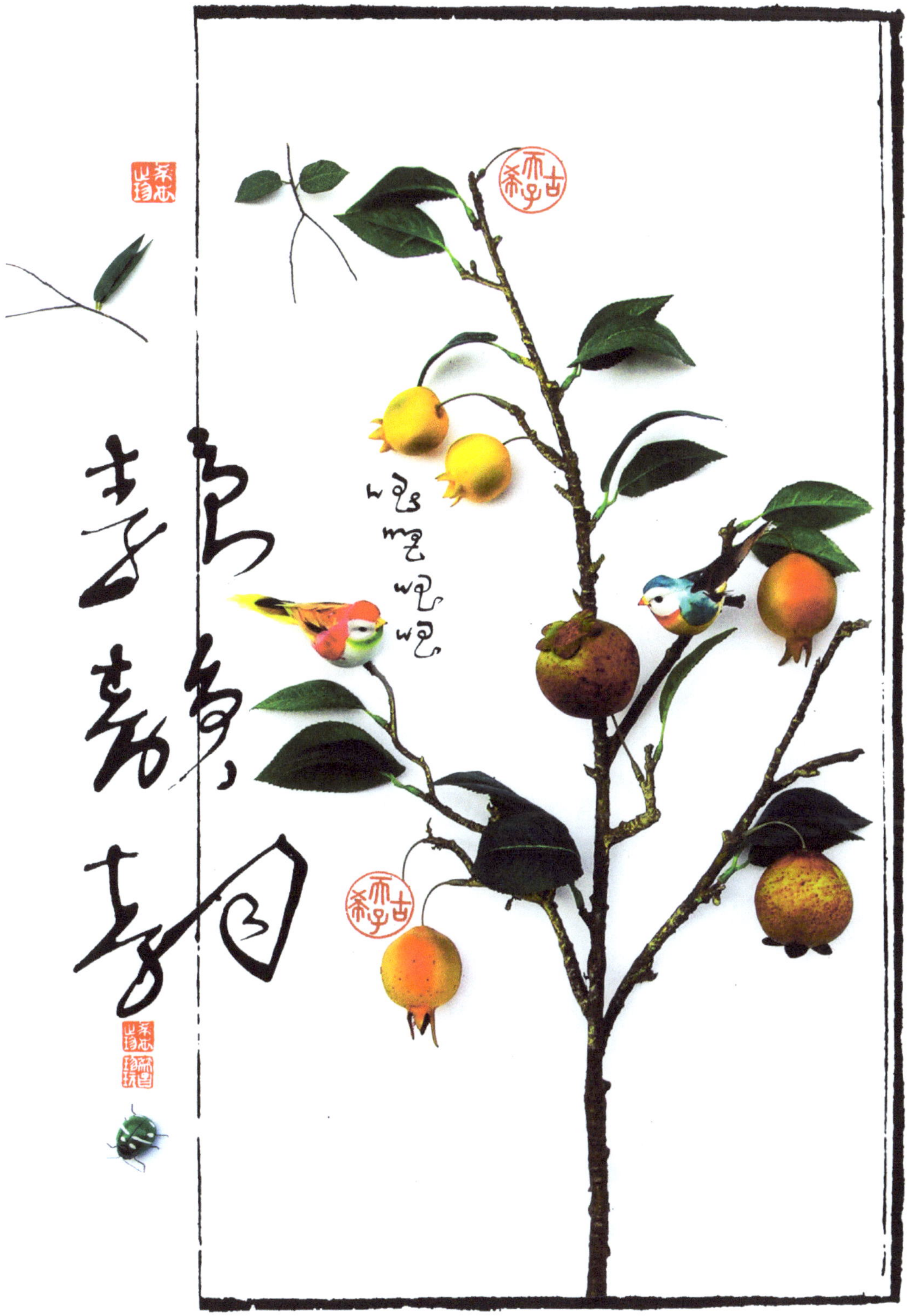

Nicole Gravier

Assaporare il frutto dell'immortalità e nutrirsi della Bellezza / *Taste immortality fruit and feed ourself of Beauty*, 2010

Fotografia con calligrafie / Photography with calligraphy
19.7 x 27.5 x 1" (cm 50 x 70 x 2)

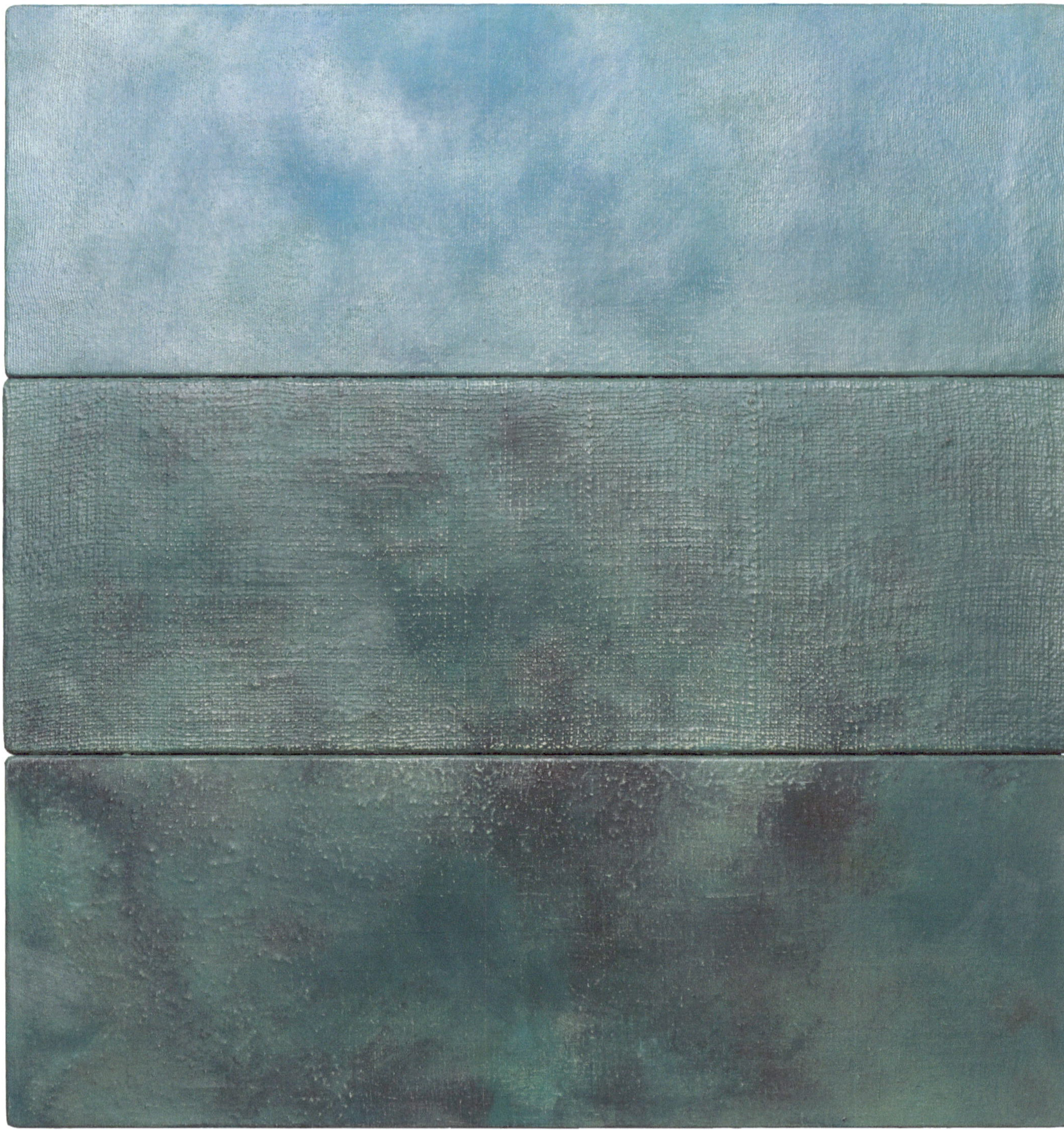

Adi Haxhiaj

Overnutrition, 2013

Olio e cera d'api su tela di cotone, juta e lino / *Oil and beeswax on cotton canvas, jute and linen*
23.64 x 22.06" (cm 60 x 56)

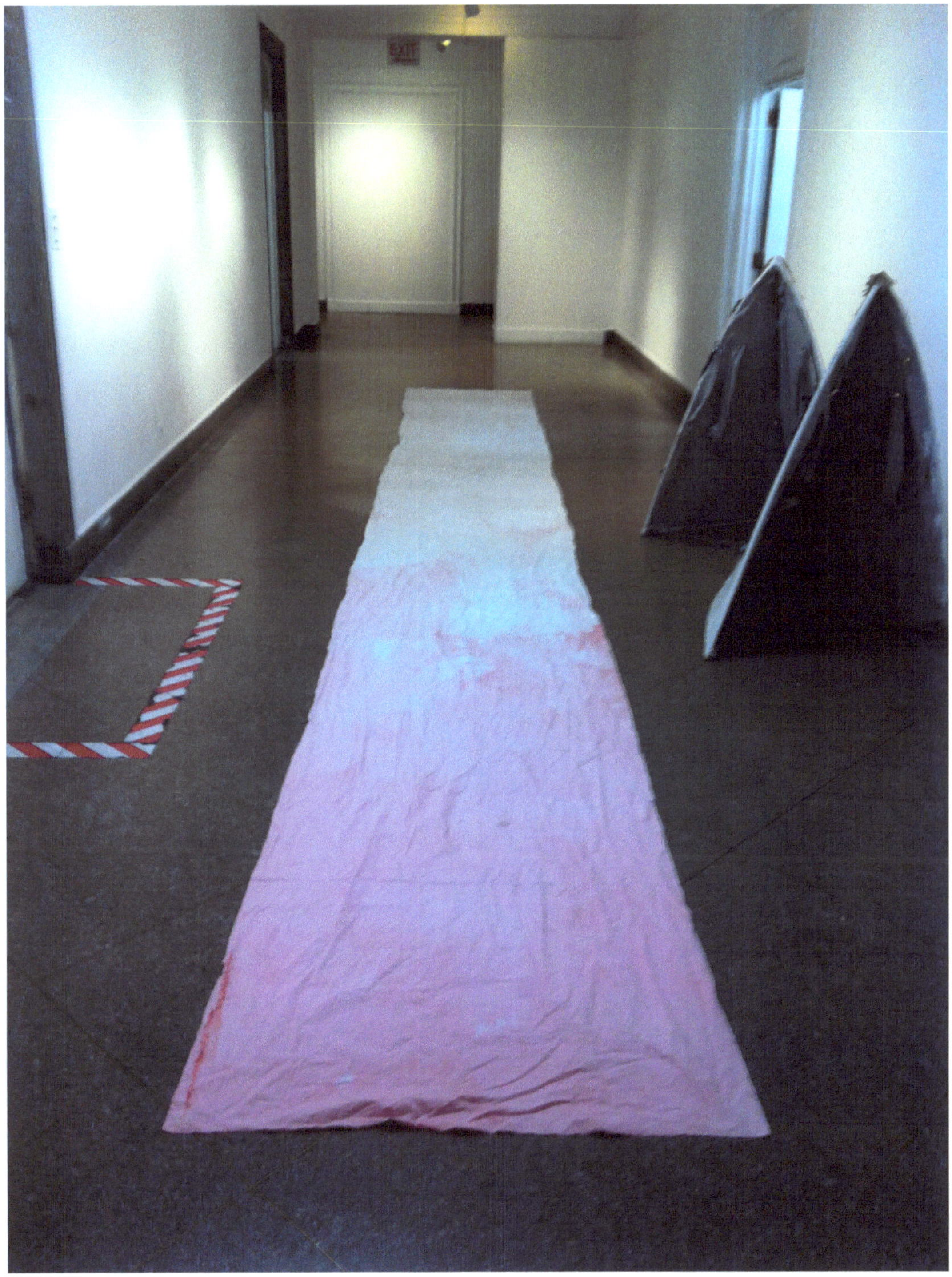

Eliot Hicks

My Colors are Blush and Bashful / *I miei colori sono Blush e Mammolo*, 2013

Kool-Aid and human blood stained fabric / *Kool-Aid e tessuto macchiato di sangue umano*
360 x 36" (cm 914 x 92)

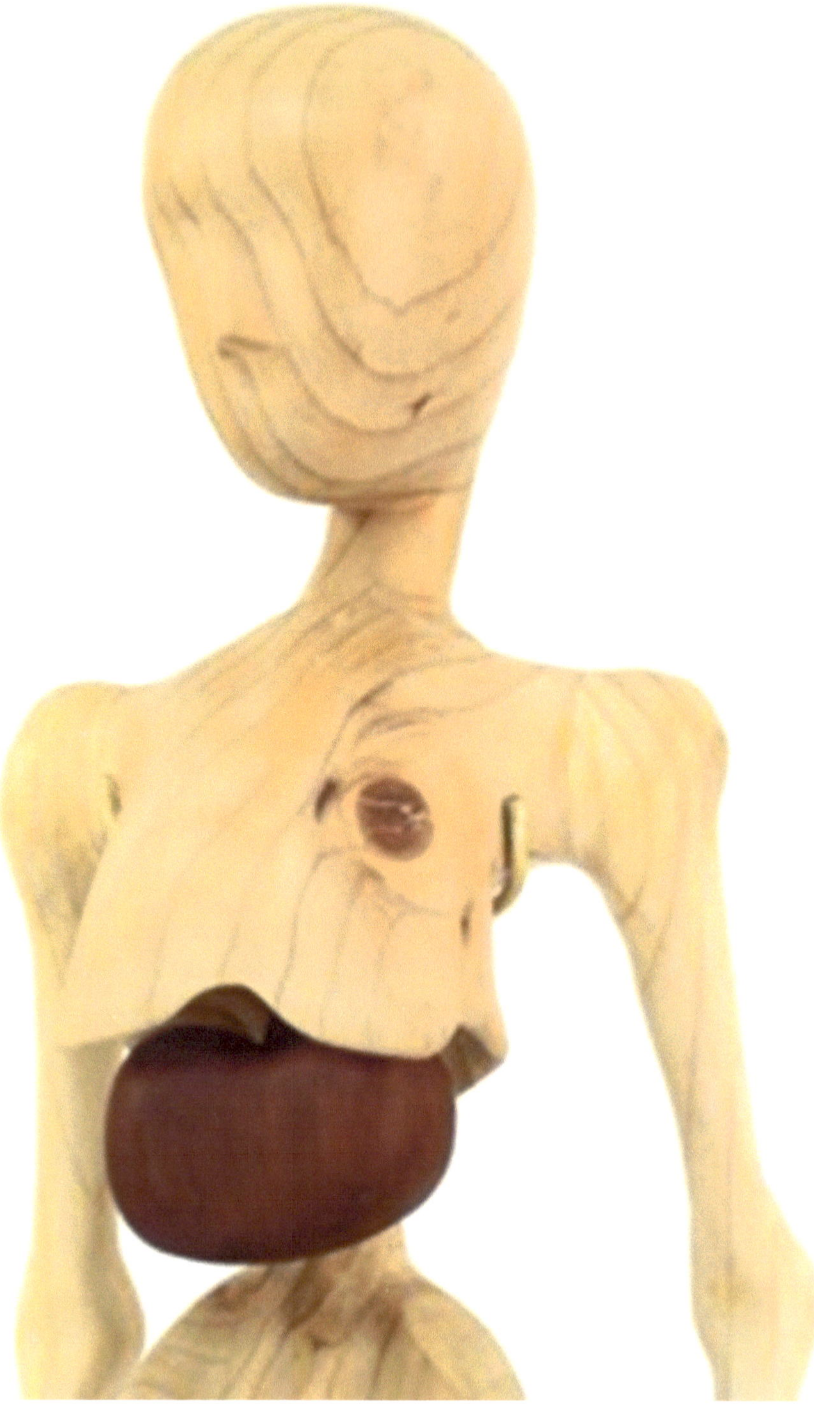

Jeremiah Holland

Fat Pill / *Palla di grasso*, 2011

Wood / Legno
19 x 6 x 4 (cm 48 x 15 x 10)

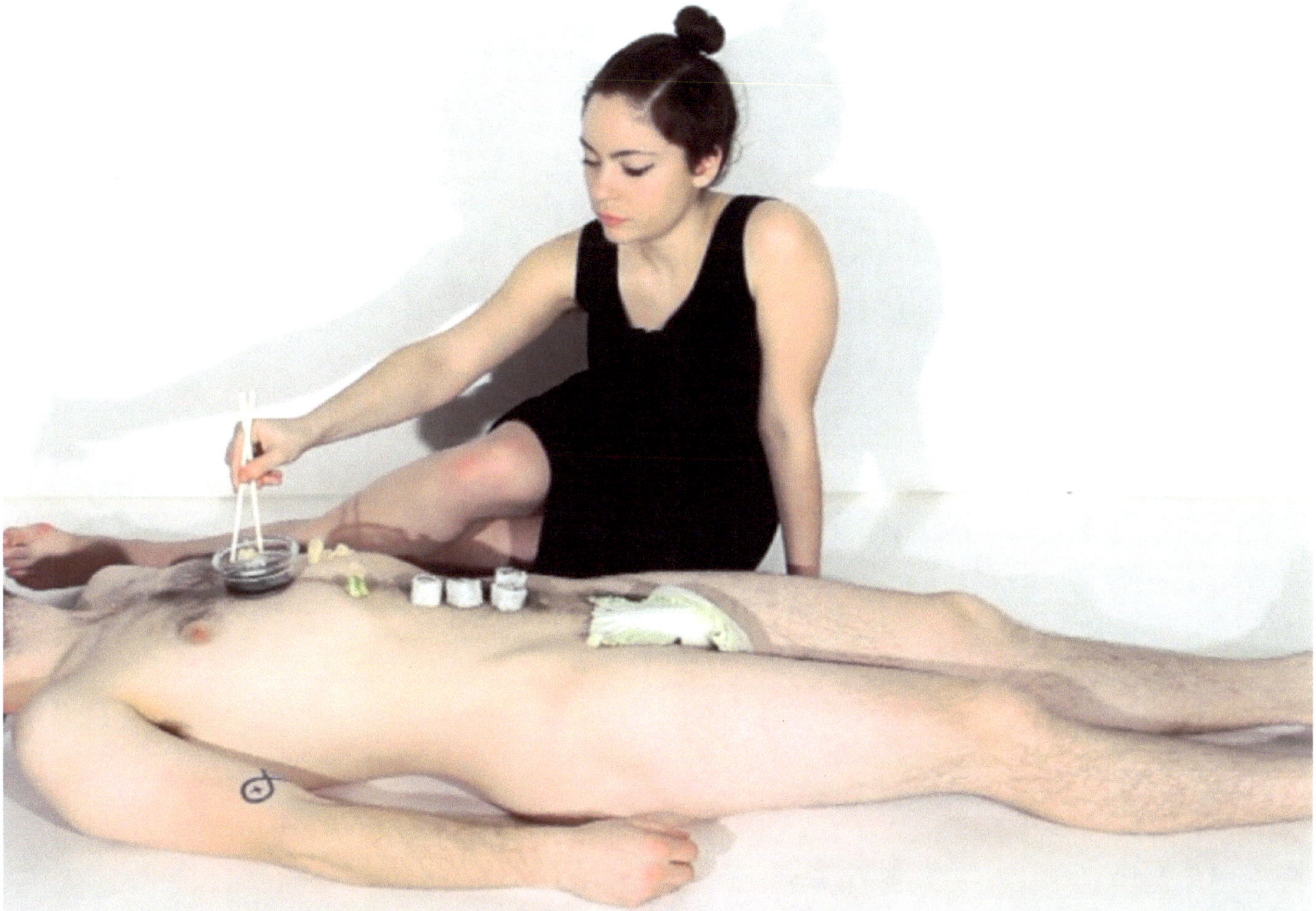

Rachel Hrbek

Sushi, 2013

Video - performance 5'

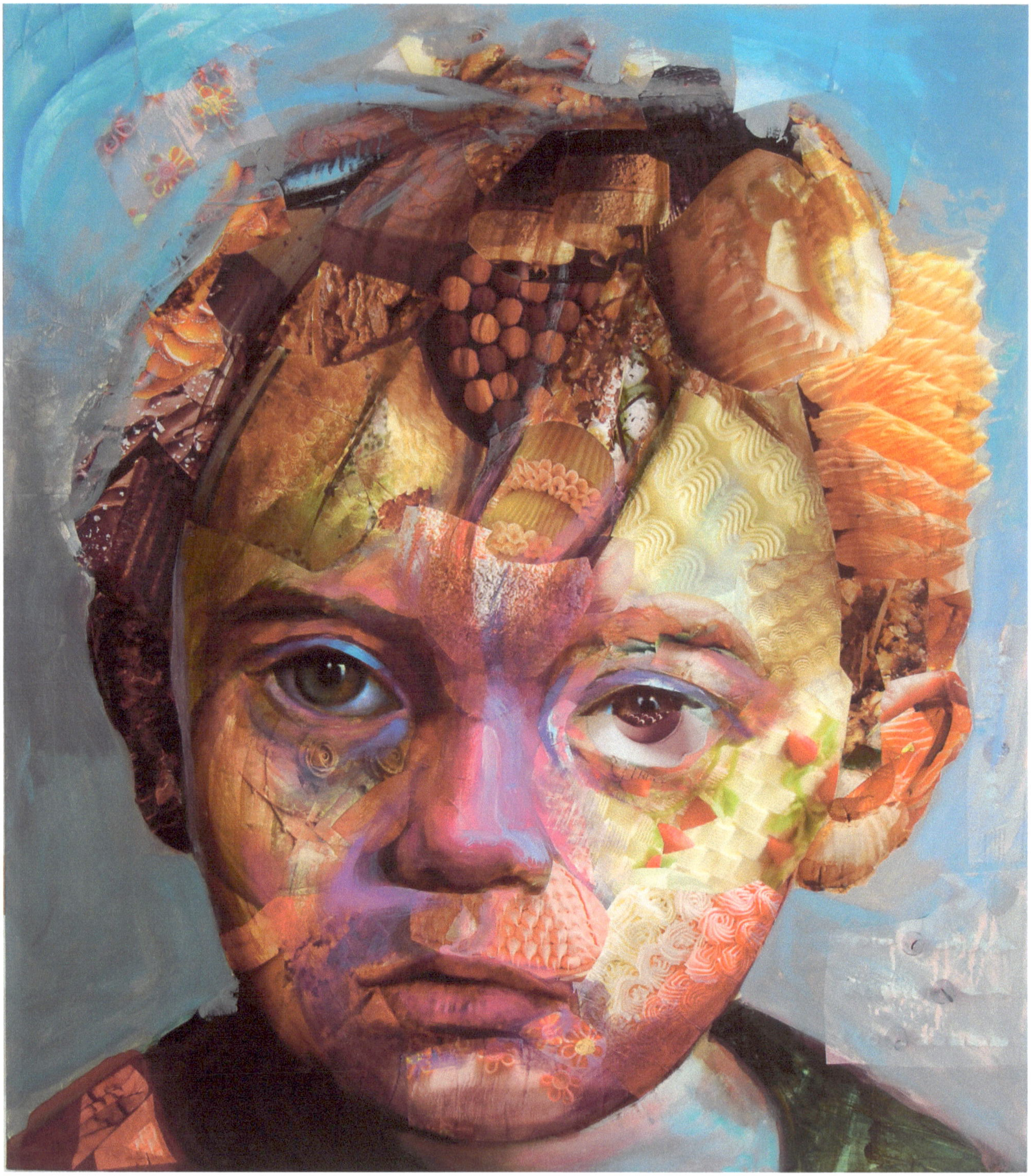

Jeff Huntington

You Are What You Eat (sweet frost) / *Tu sei quello che mangi (sweet frost)*, 2013

Magazine clippings and acrylic on masonite / *Ritagli di gionale e acrilico su masonite*
34 x 30" (cm 86,4 x 76,2)

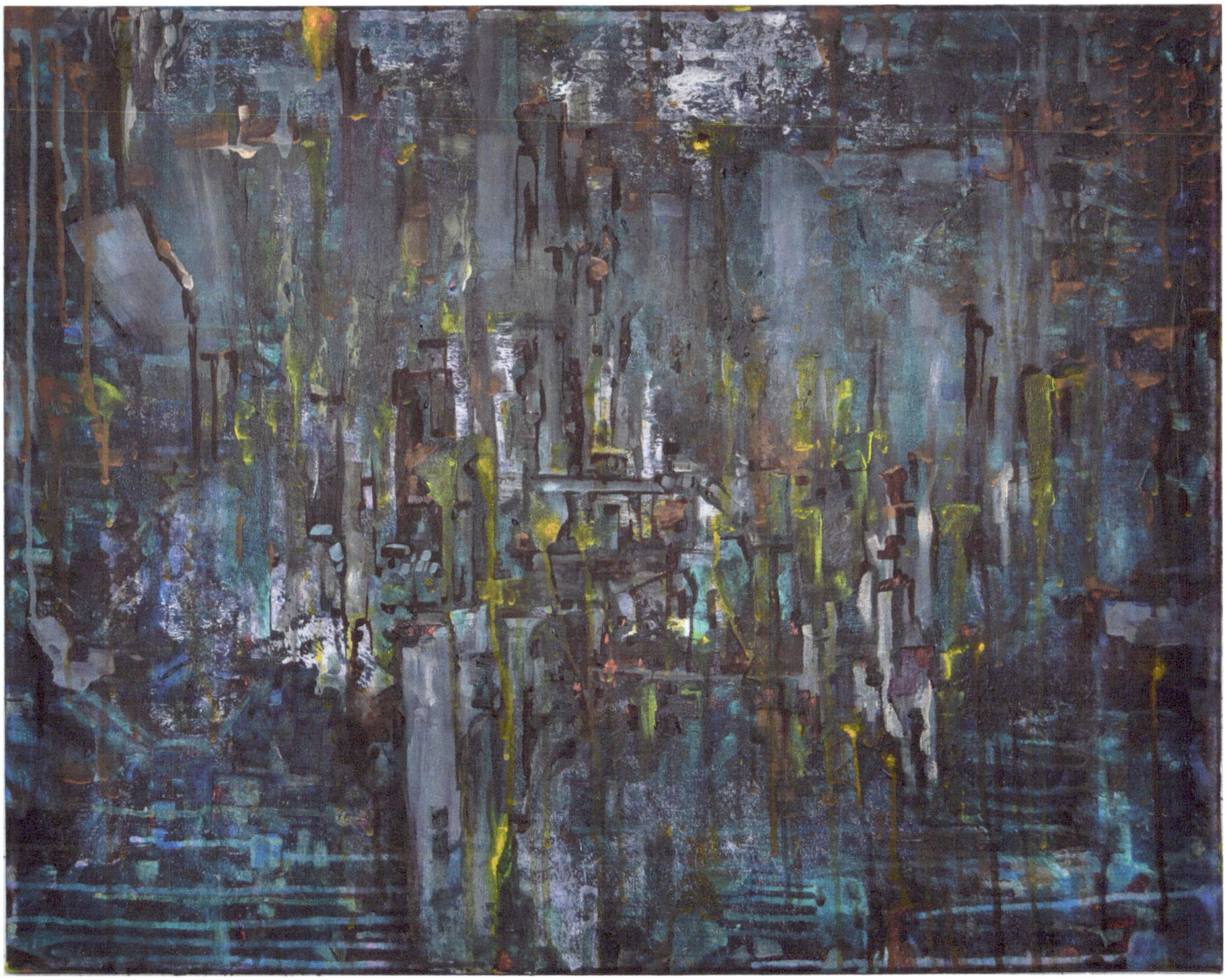

Arthur Lee

The Inability of Sustainability / *L'insostenibilità della sostenibilità*, 2013

Acrylic on canvas / *Acrilico su tela*
24 x 30" (cm 61 x 76)

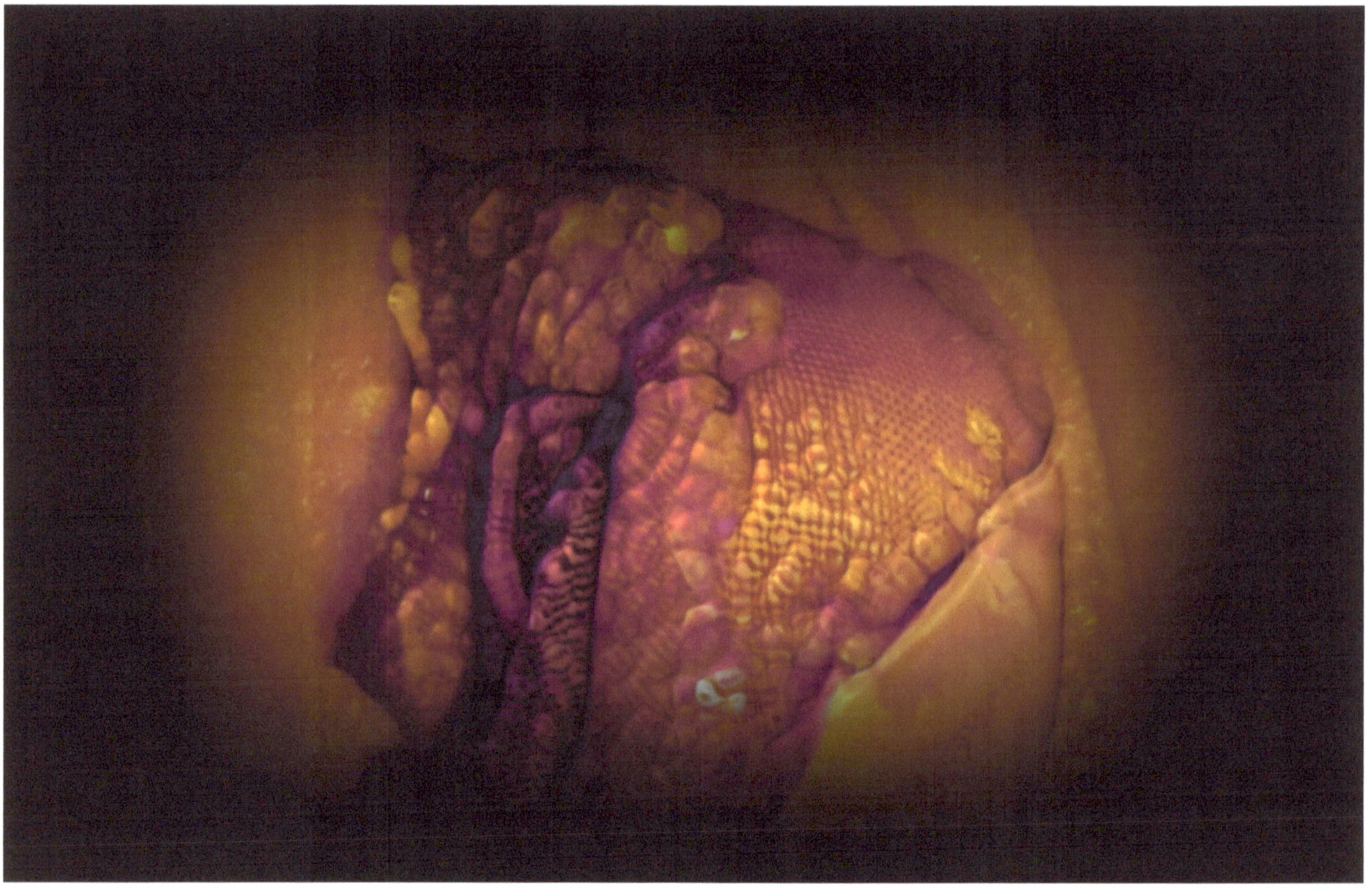

Armando Lopez-Bircann

MeltOn, 2011

Video 4,5

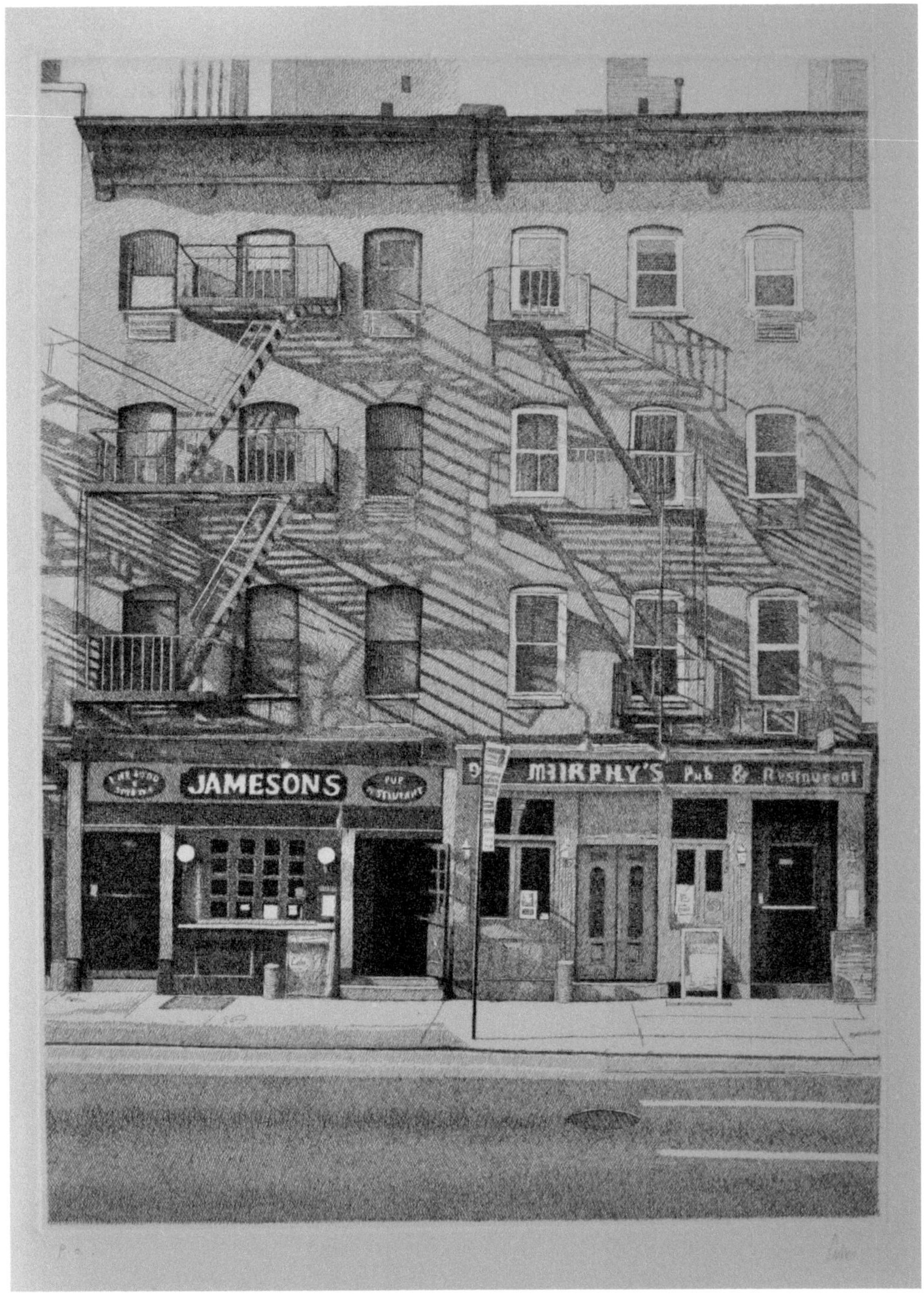

Bernardino Luino

Two restaurants (New York), 2010

Incisione / Etching
Edition of 30
31.42 x 23.64 x 1.97" (cm 80 x 60 x 5)

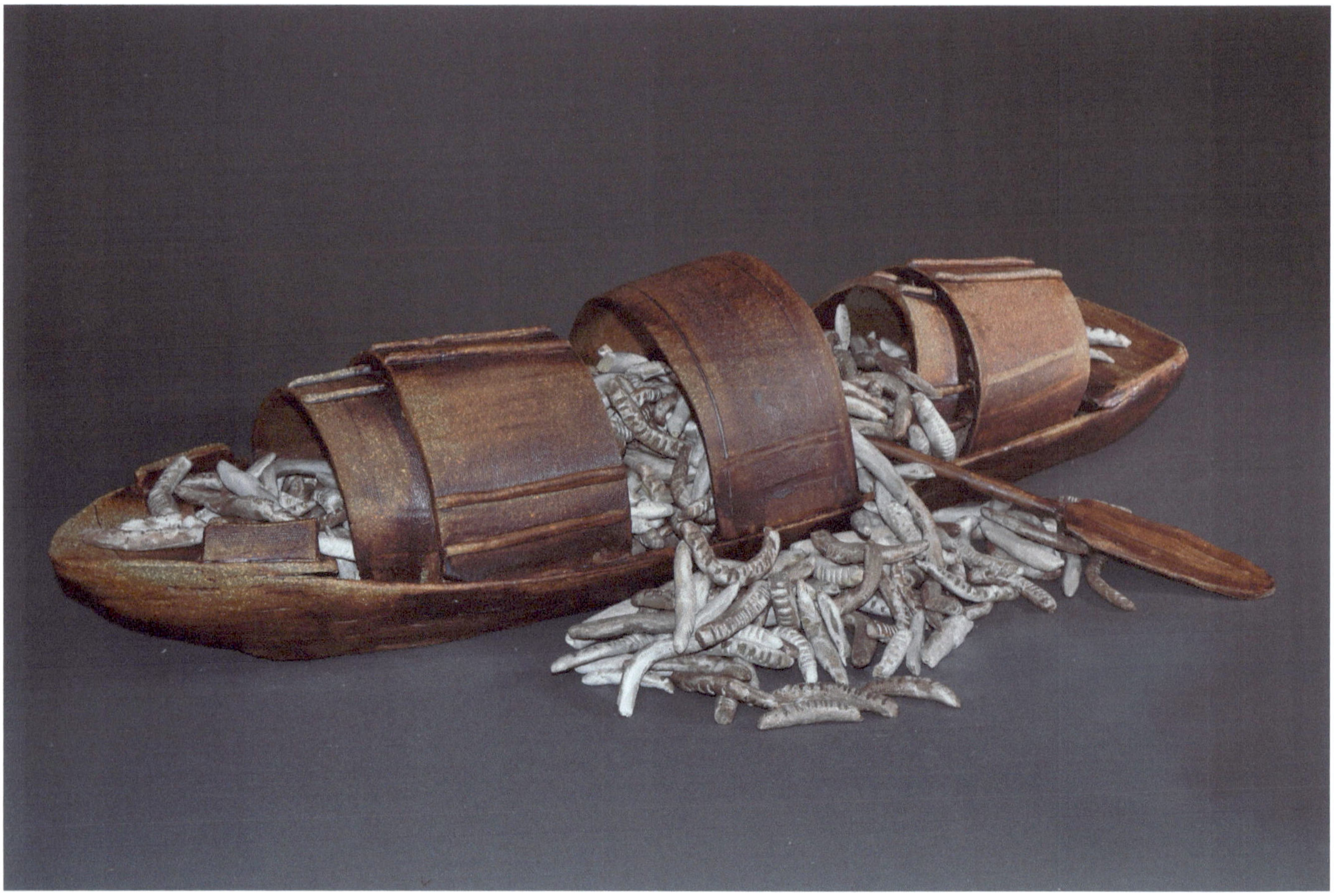

Dandan Luo

Within the Realm of Memories / *All'interno del regno delle memorie*, 2013

Stoneware / *Grès*
22 x 8 x 6" (cm 56 x 20 x 15)

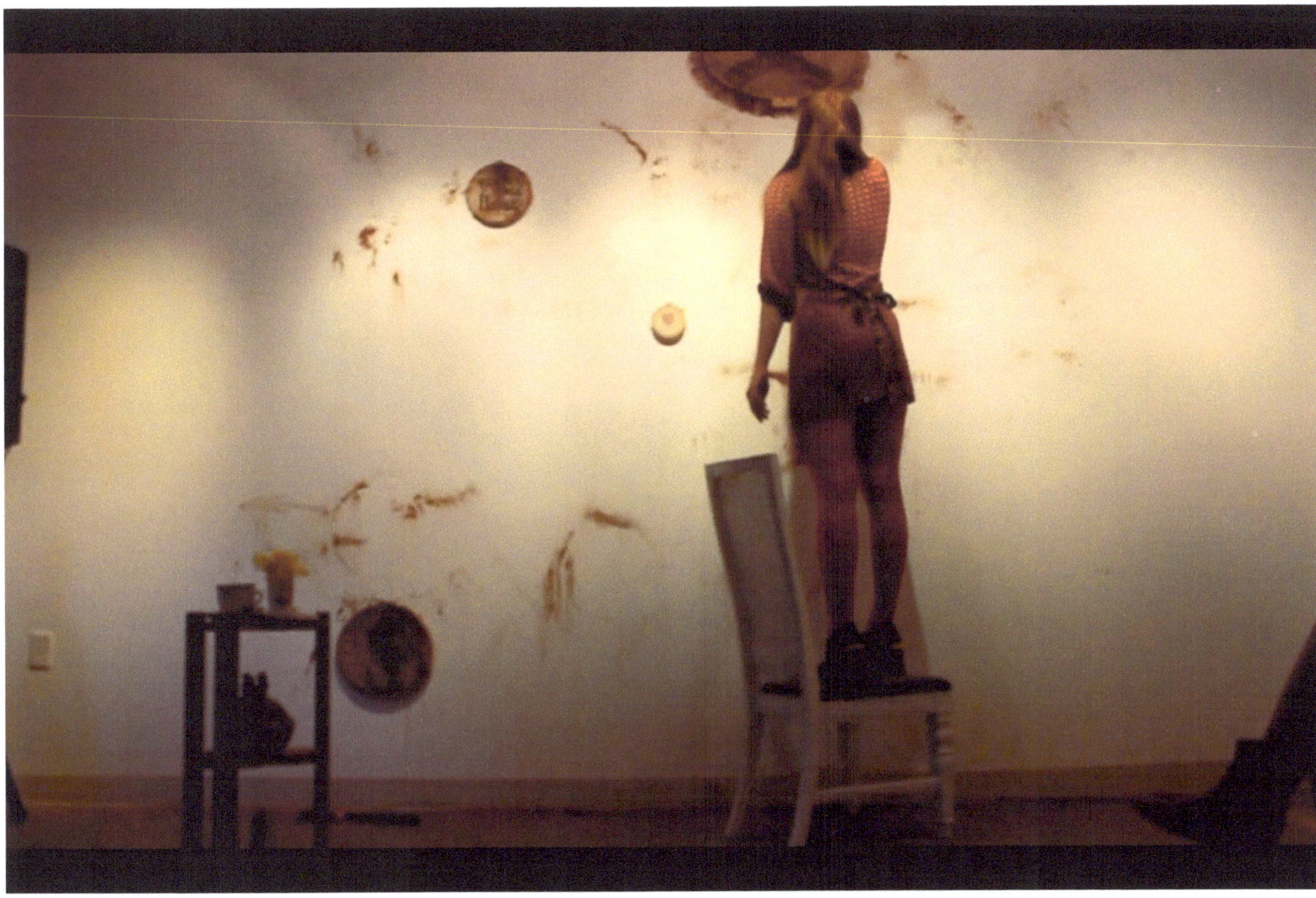

Katie Macyshyn

Just Deserts / *Solo deserti*, 2013

Video 4'8"

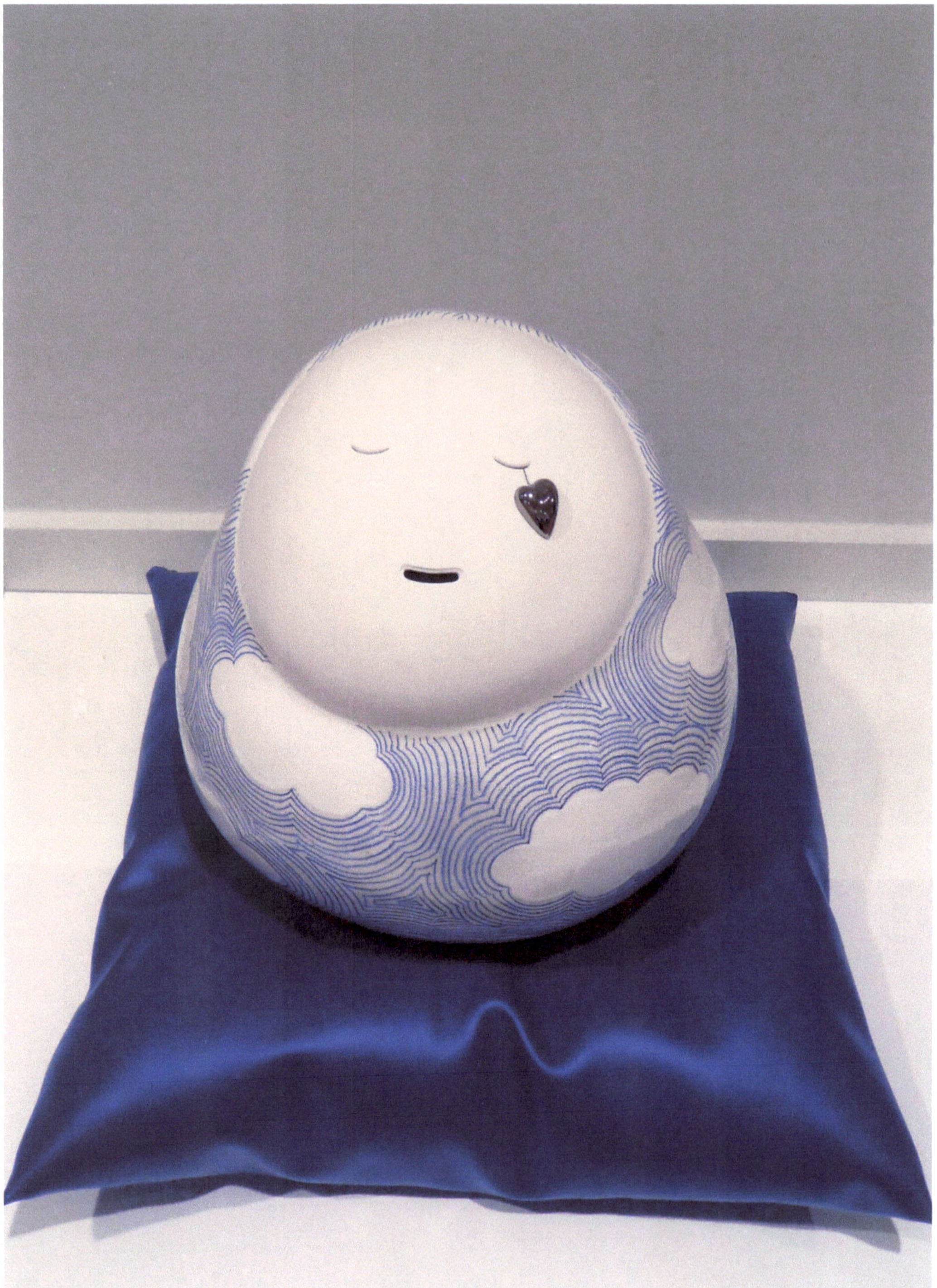

Akemi Maegawa

Daruma with Heart-Tear / *Daruma con il cuore a pezzi*, 2011

Ceramic and fabric / *Ceramica e tessuto*
20 20 15” (cm 50 x 50 x 38)

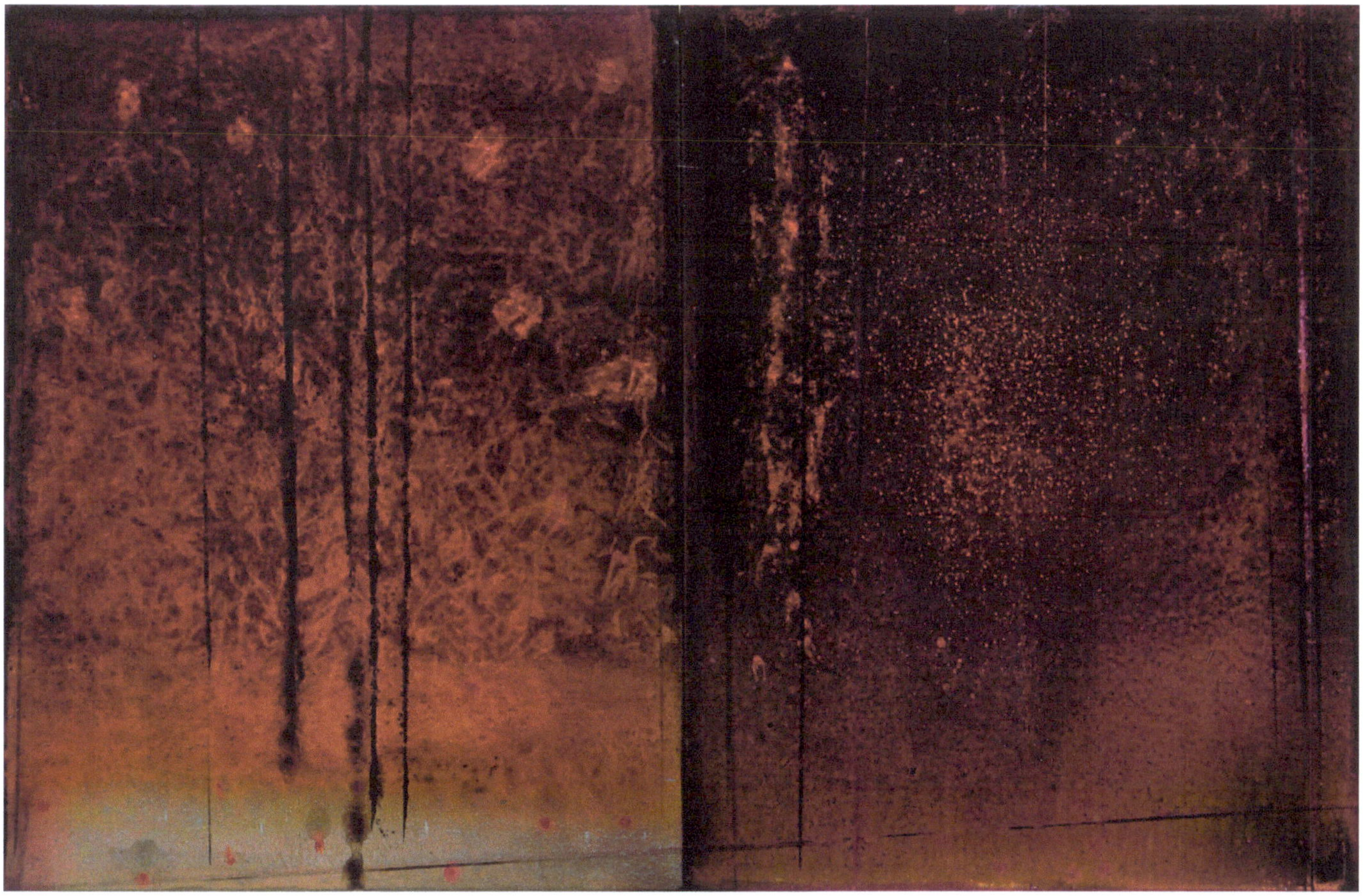

Franco Marrocco

Tracce 1 e 2 - Rosso pomodoro e viola melanzana / *Tracks 1 e 2 - Red tomato and eggplant purple*, 2009

Tecnica mista su tela / *Mixed media on canvas*
Dittico / *Diptych*
25.22 x 15.76 (cm 64 x 40)

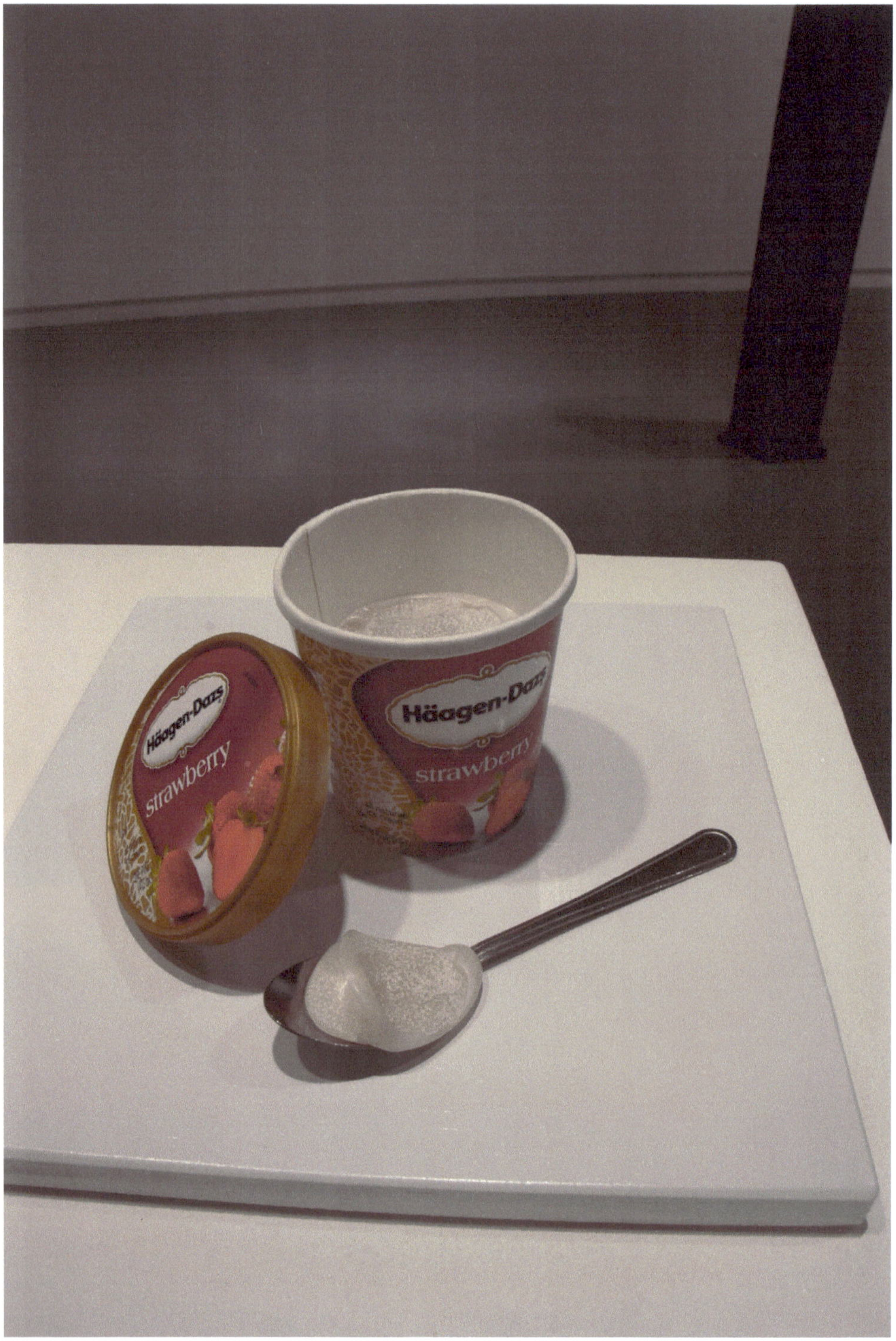

Sebastian Martorana

Ode to Ice Cream: Haggen Dasz Strawberry Old / *Ode al gelato: Haggen Dasz Strawberry Old*, 2008

Talc, container, spoon / Talco, contenitore, cucchiaio
4 x 5 x 8” (cm 10 x 13 x 20)

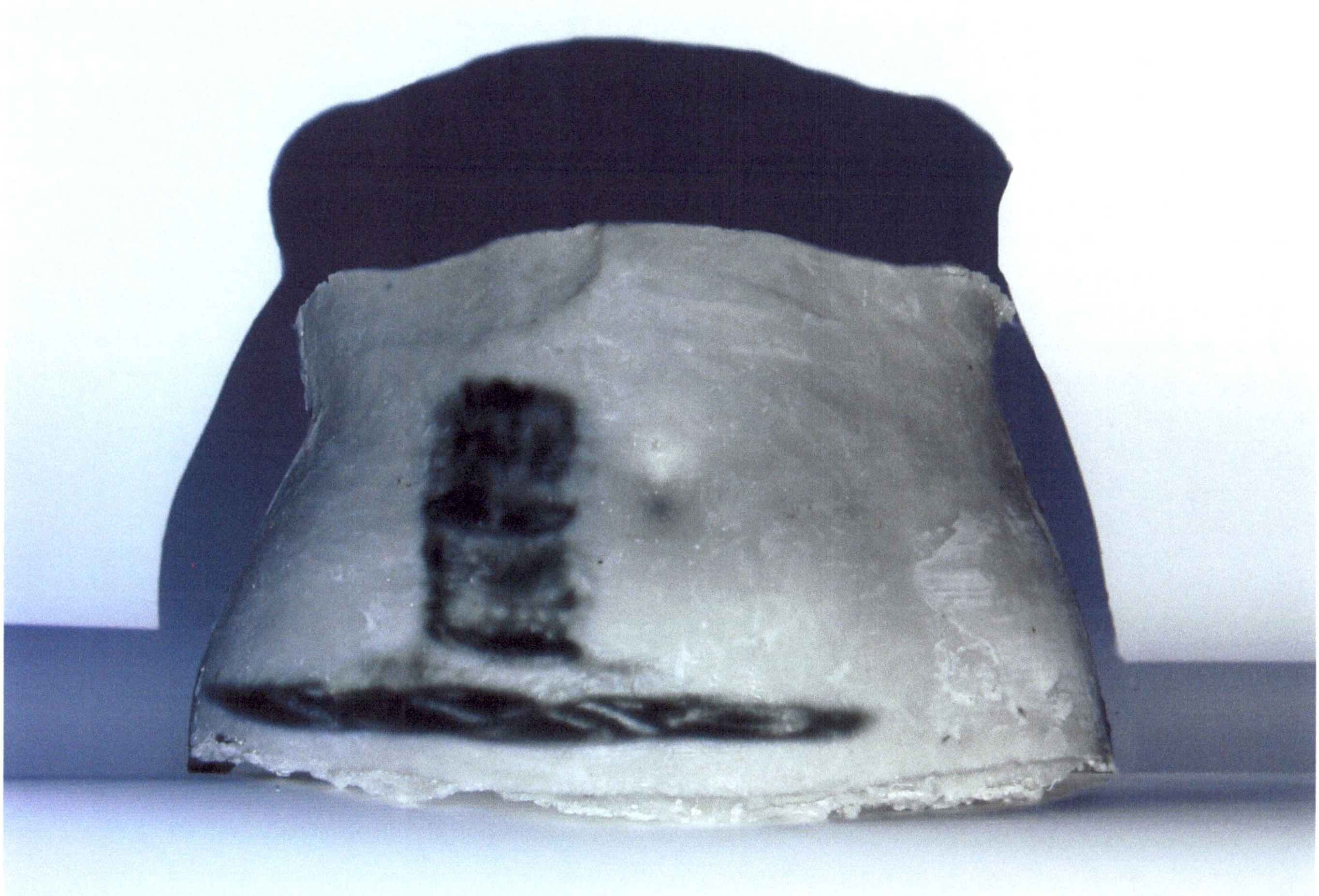

Elodie Maulucci

Corpo / *Body*, 2013

Video 4'5"

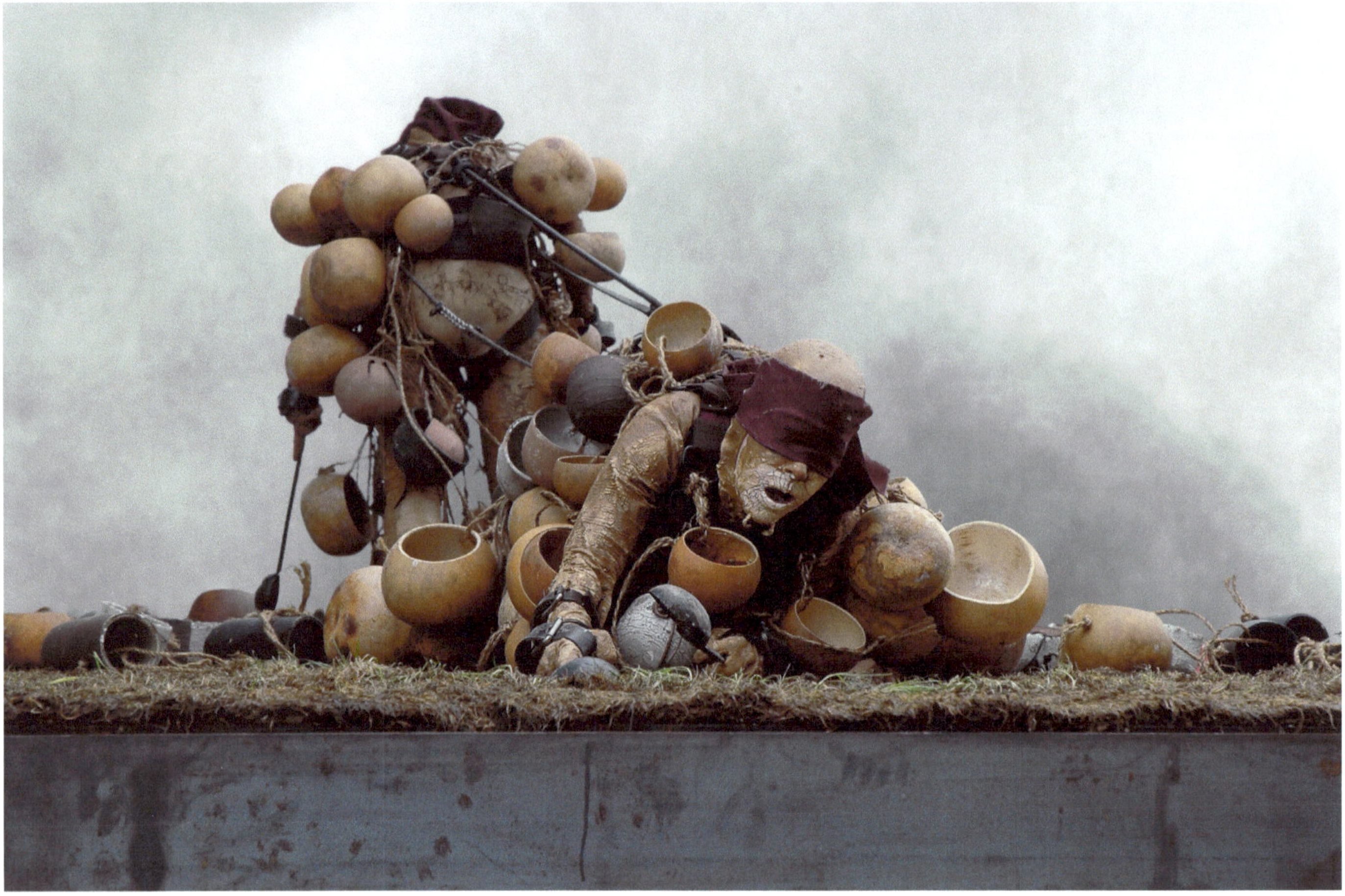

J. J. McCracken

Thirst, and the Martyr / *Sete e supplizio*, 2011

Documentation of performance (one of twelve projected images; prints available)

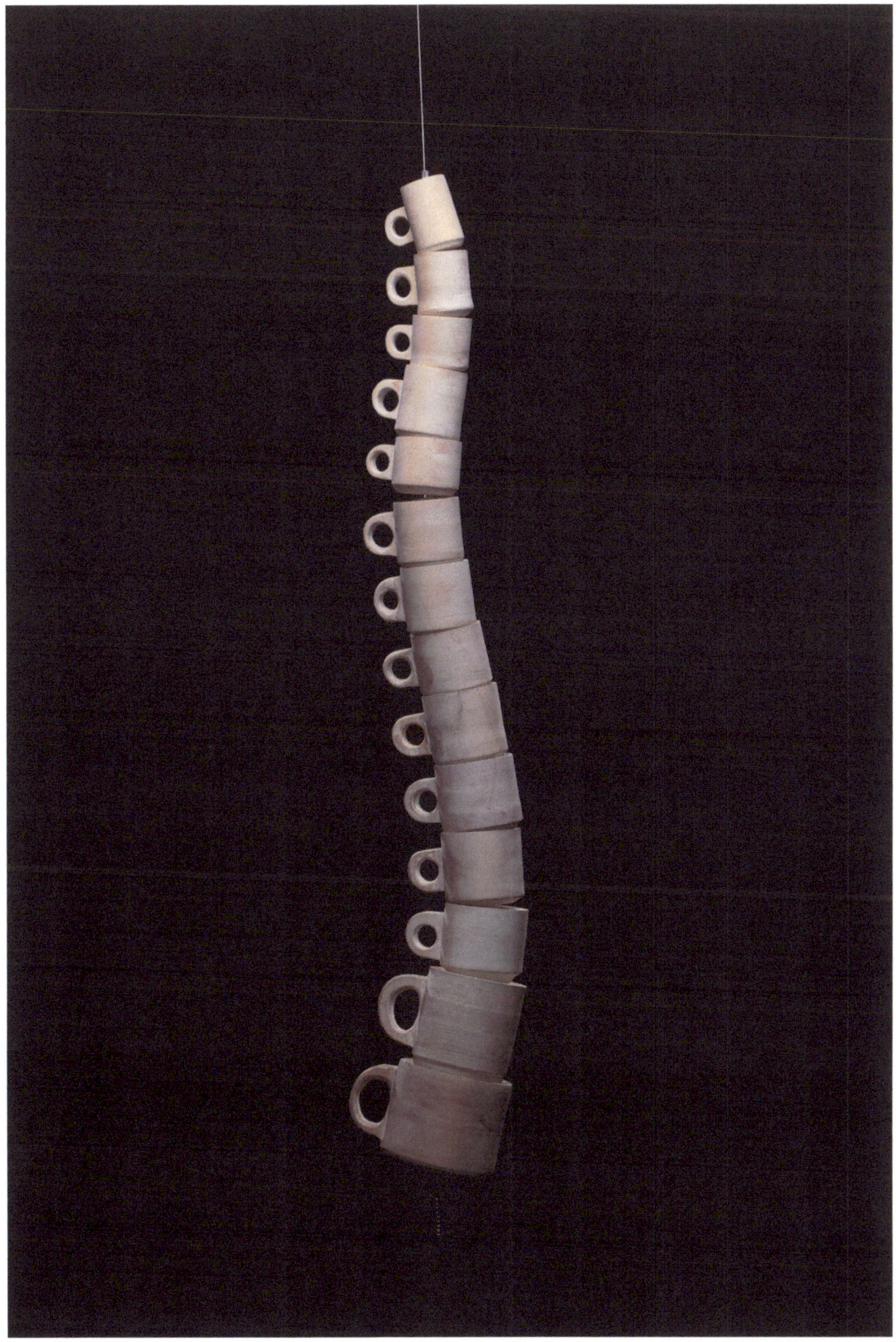

Gabriel Mellan

Caffeination 2010

Wood, motors, steel / *Legno, motorino, acciaio*
50 x 6 x 6" (cm 127 x 15 x 15)

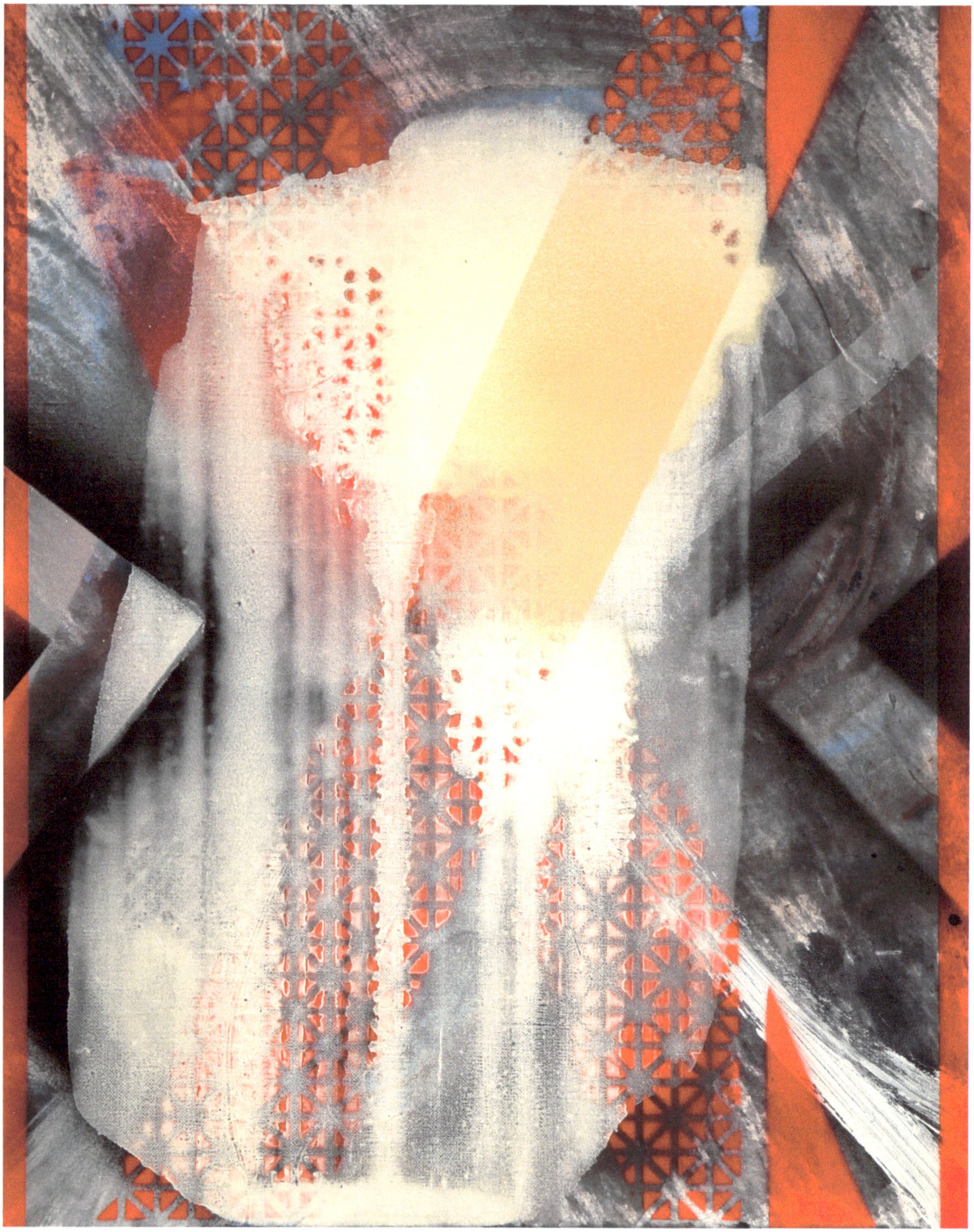

Maggie Michael

The Perfect X / *Il perfetto X*, 2011–2013

Ink enamel and spray paint on linen / *Smalto e vernice spray su lino*
20 x 16" (cm 50,8 x 40,6)

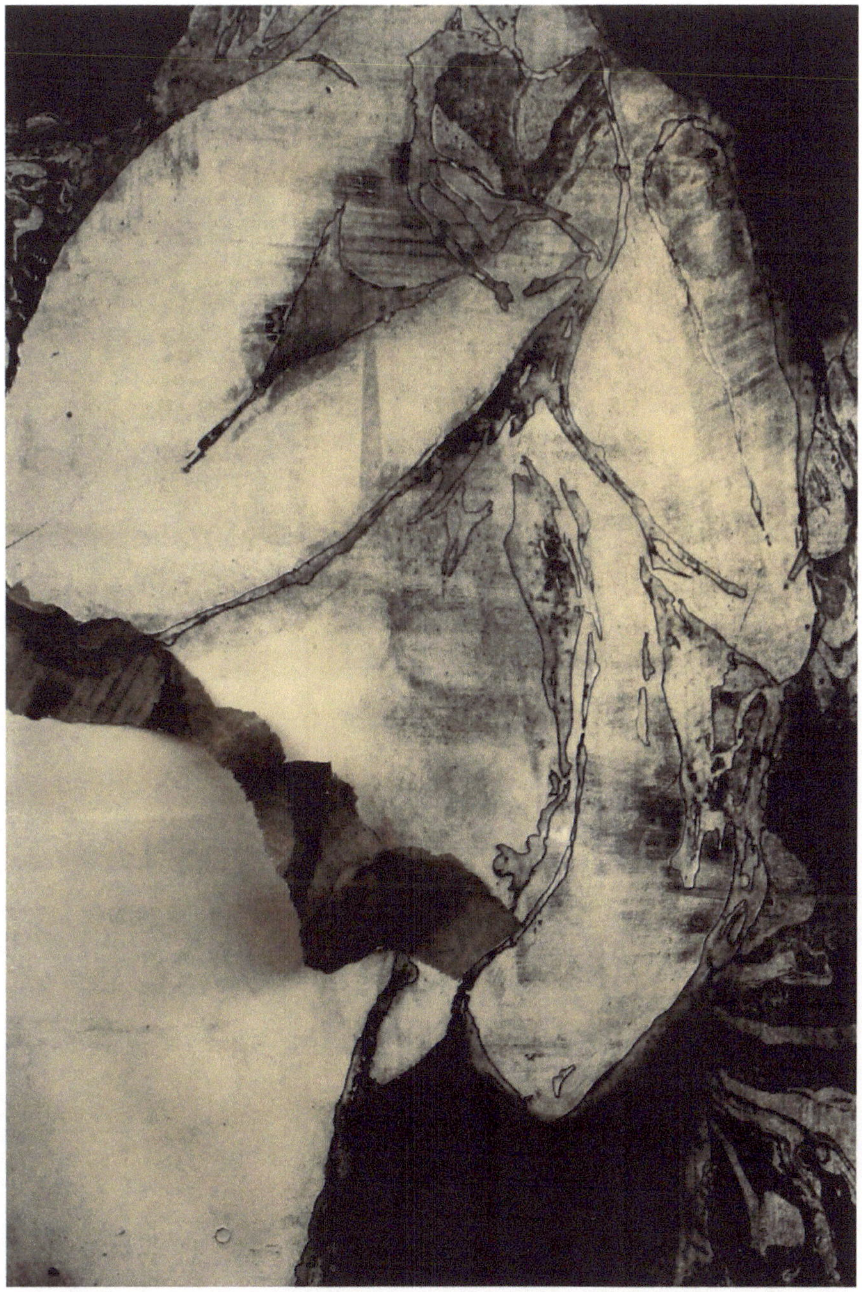

Giulia Michielin

Disordini alimentari / *Eating disorders*, 2013

Tecnica mista / *Mixed media*
27.58 x 19.7" (cm 70 x 50)

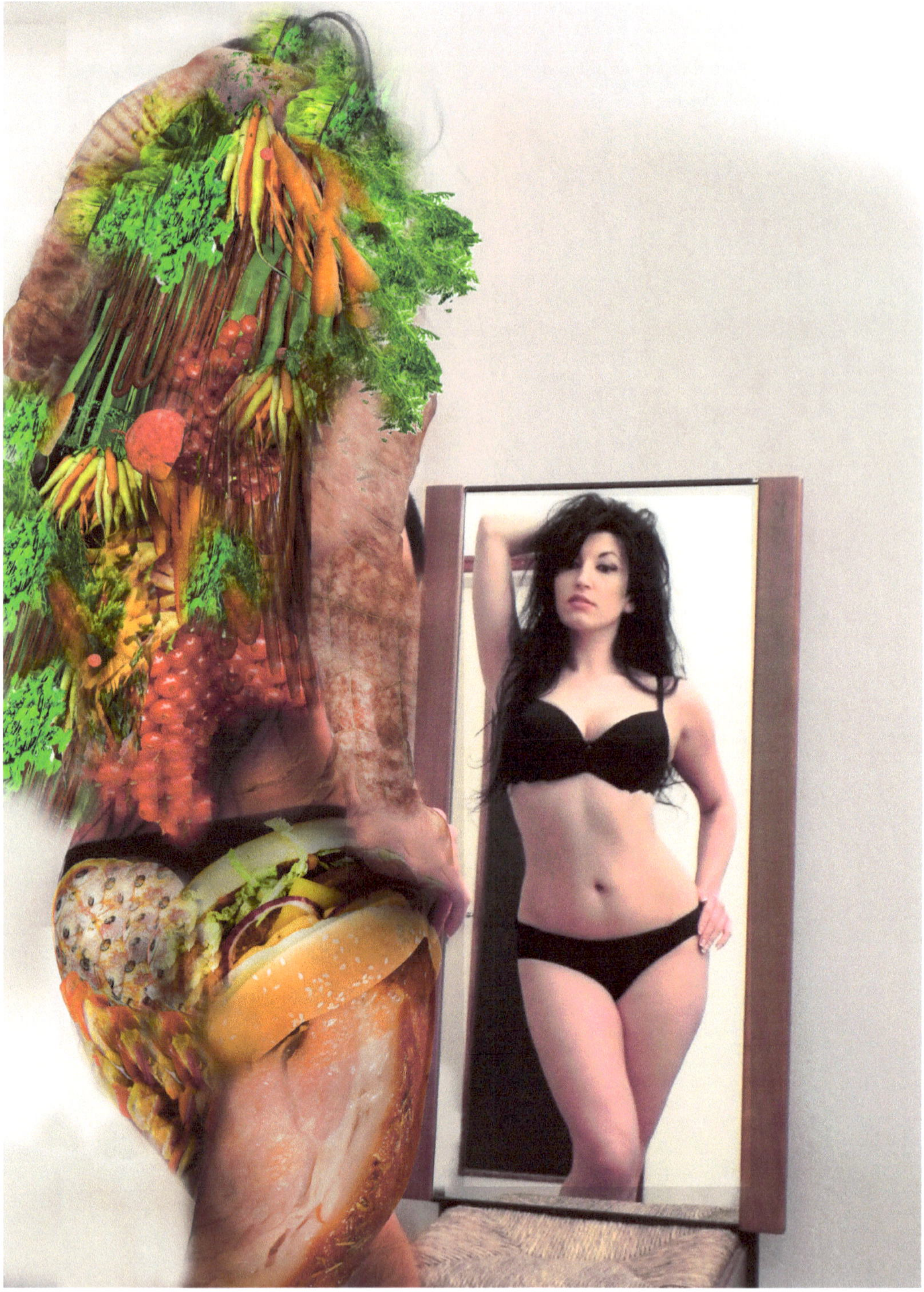

Maria Miu

Nello specchio / *In the mirror*, 2013

Fotografia / Photography
27.58 x 19.7" (cm 70 x 50)

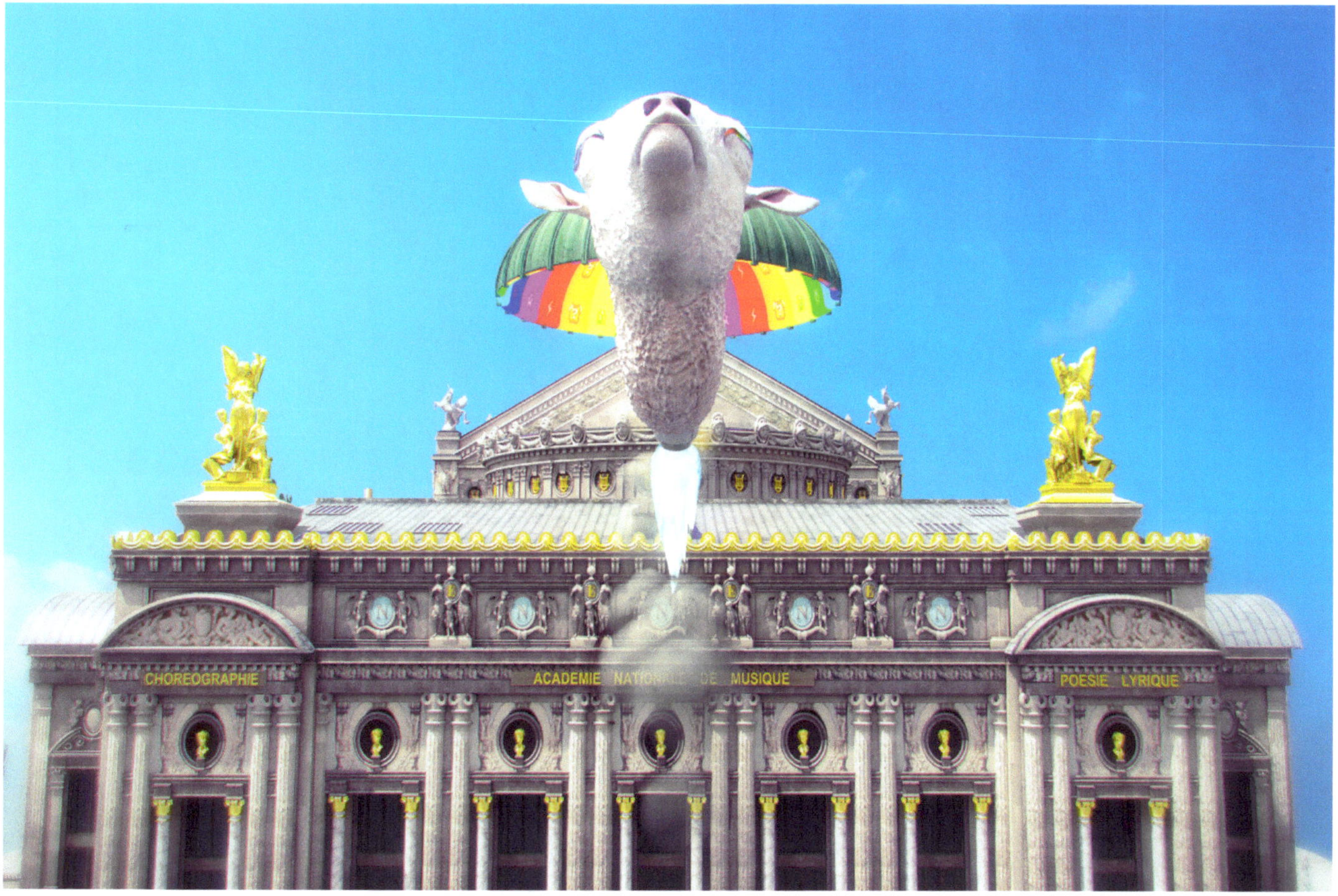

Jonathan Monaghan

Rainbow Narcosis / *Arcobaleno Narcosis*

CGI animated HD film
Dimensions variable

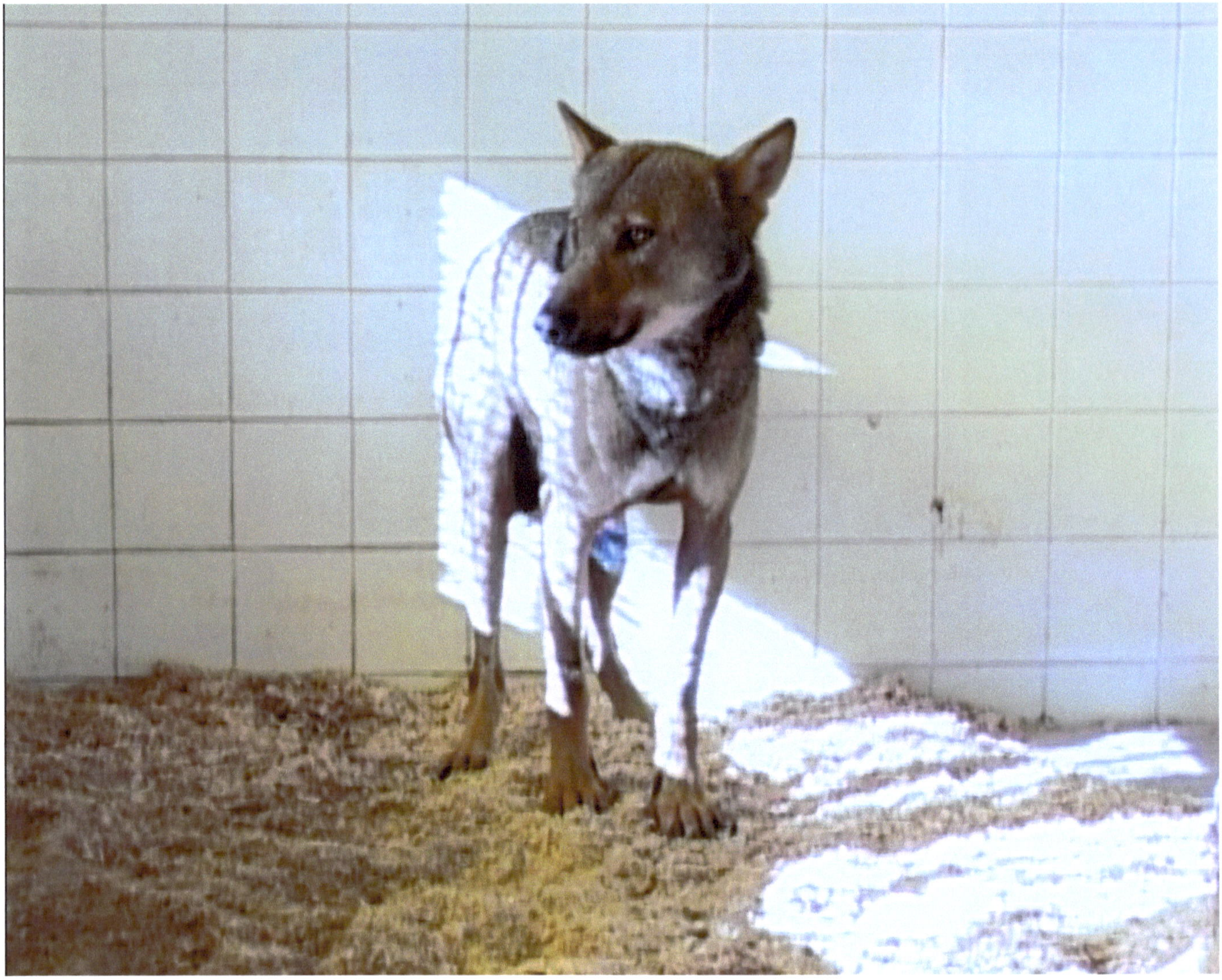

Bruno Muzzolini

Wolf, 2008

Dvd - colour; 4’40”

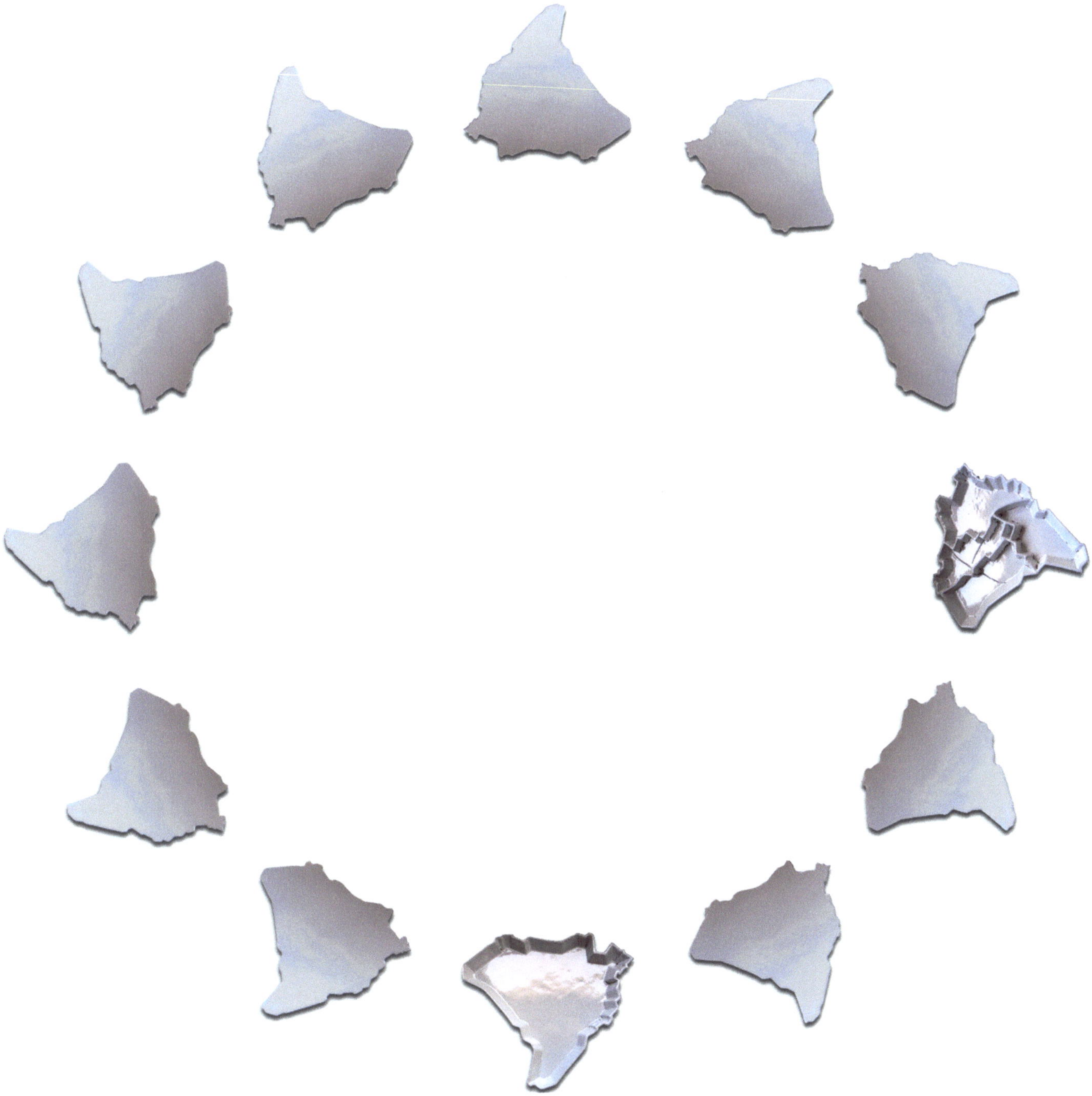

Sergio Nannicola

Piatti del cratere sismico / Seismic crater's dishes, 2013

Installazione piatti realizzati in terracotta smaltata bianca / Installation of dishes
Dimensioni variabili / Dimensions variable
Ø 13.79 x 13.79 x 1.20" (Ø cm 35 x 35 x 3.5)

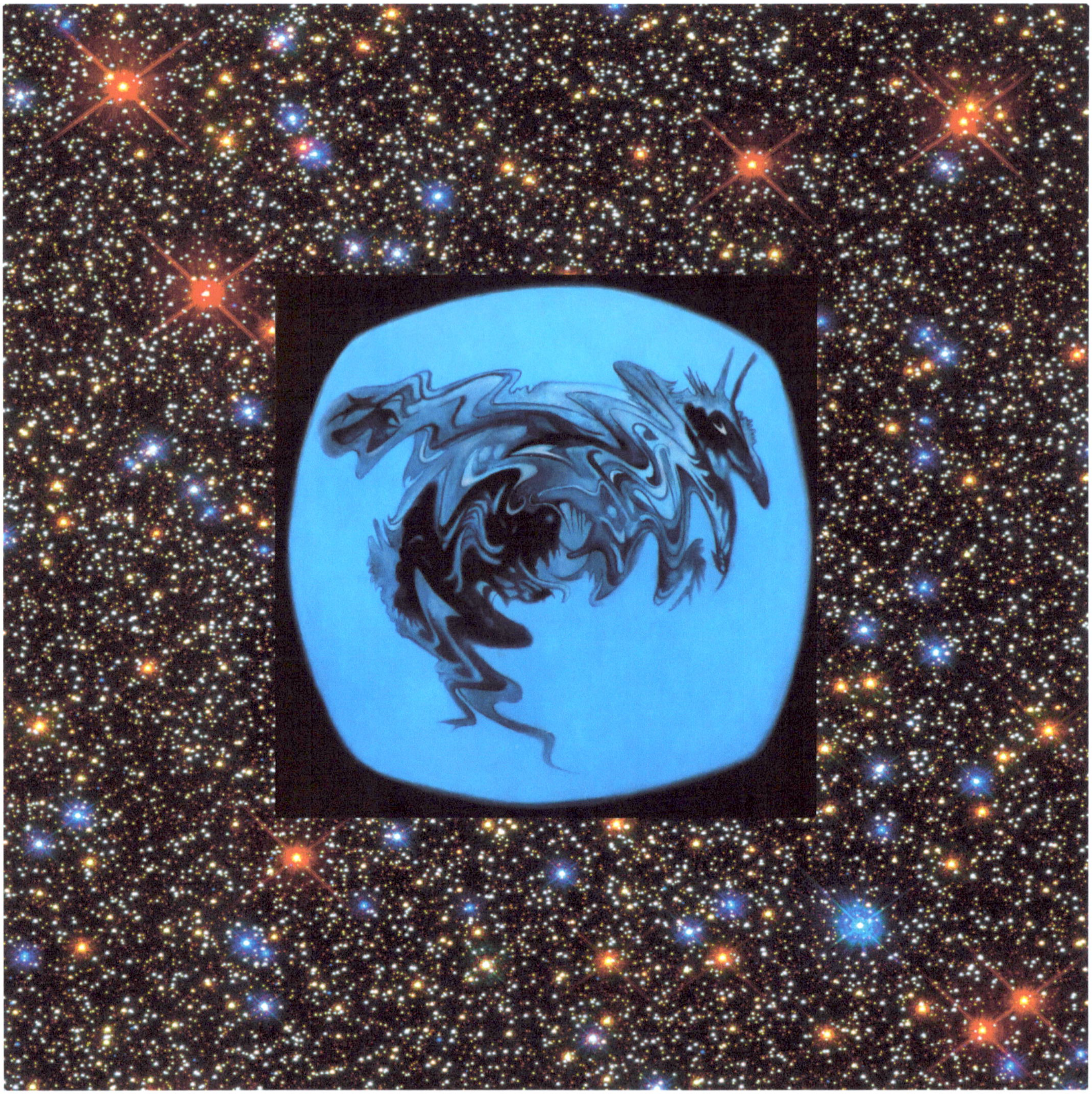

William Newman

Honey Bee on Home / *Apis mellifera domestica*, 2013

Oil on wood—mounted on—Home. Potograph printed on 'Baryta' paper / *Tecnica mista*
18 x 18"; 36 x 36"(cm 46 x 46; 91,4 x 91,4)

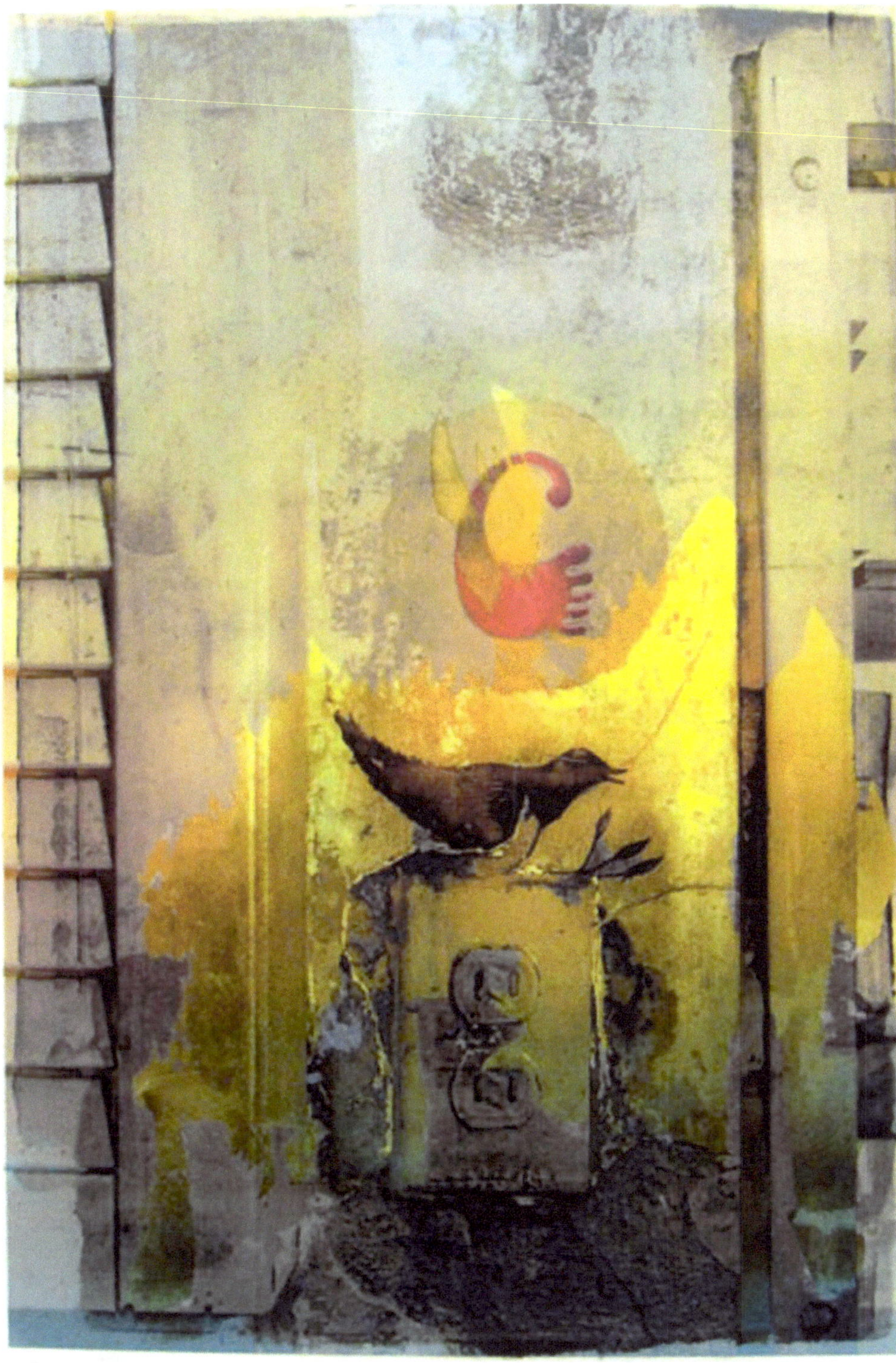

Dennis O'Neil

Mirror Wall 1997 / *Specchio a parete* 1997, 2012

Wax and pigment screen print on Arches 88 paper / *Tecnica mista*
Edition of 13
15 x 10.5" (cm 38 x 27)

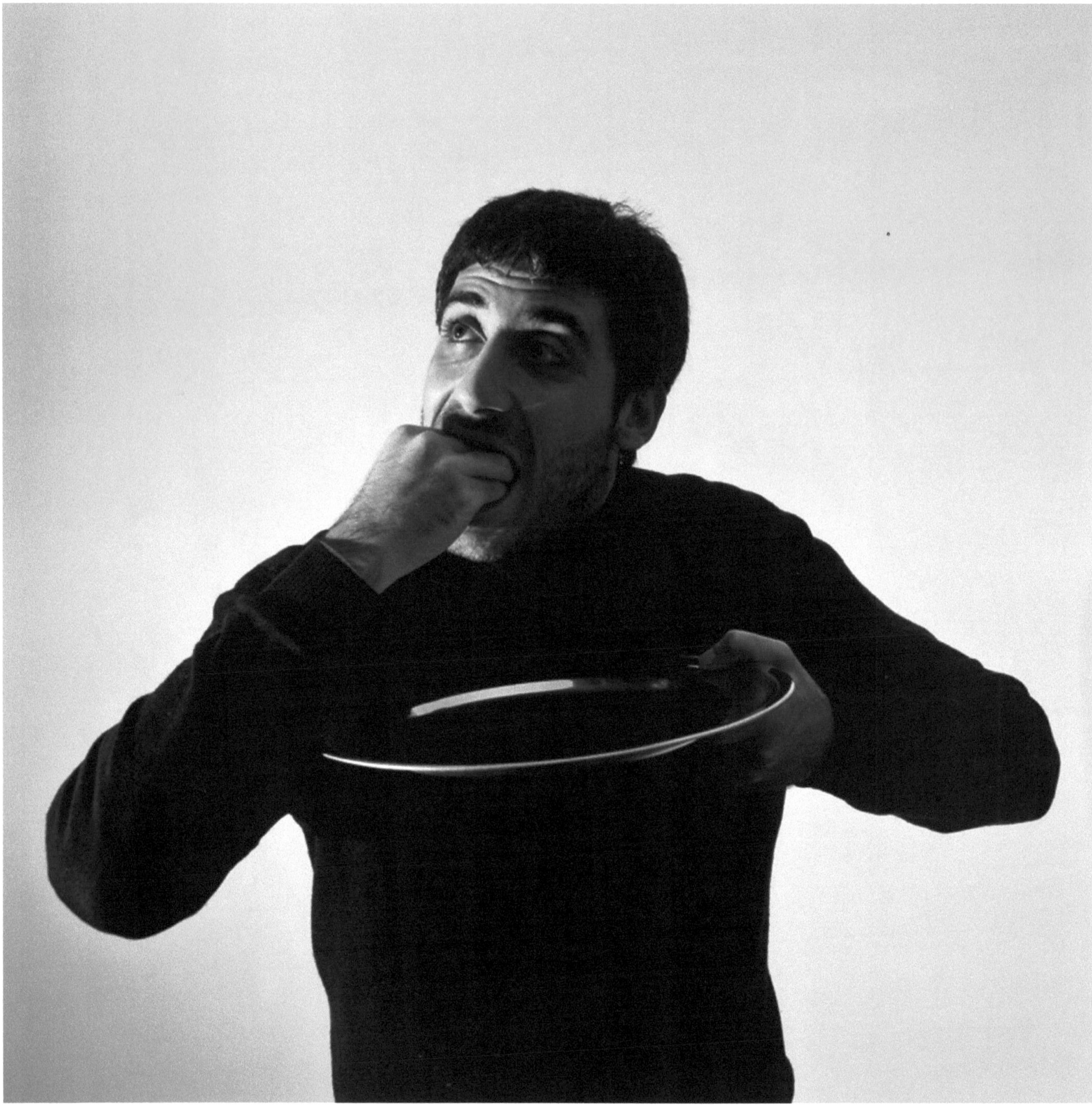

Giulio Pace

L'uomo che mangia / *Eating Man*, 2013

Stampa fotografica su dibond / *Photographic print on dibond*
31.52 x 39.40" (cm 80 x 100)

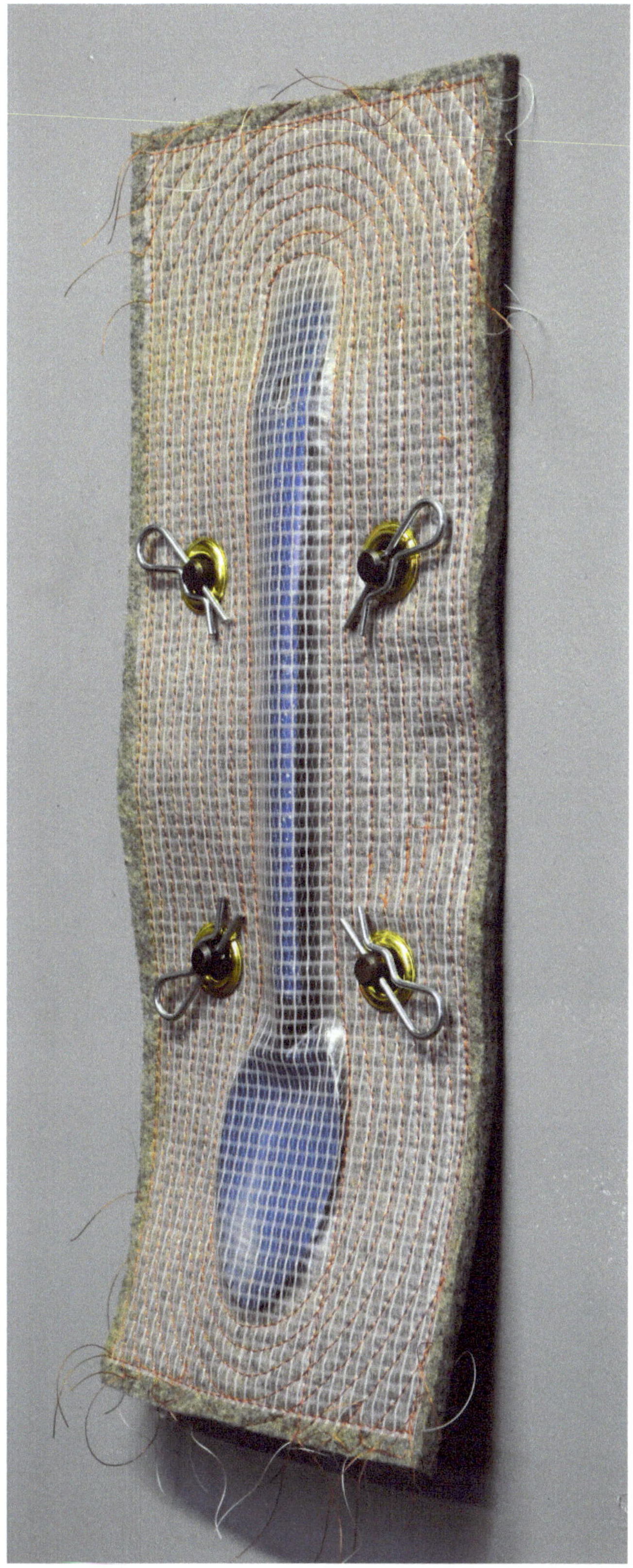

David Page

Gavage / *Alimentazione forzata*, 2012

Enameled spoon, felt, vinyl, thread, steel / *Tecnica mista*
20 x 8 x 2” (cm 51 x 20 x 5)

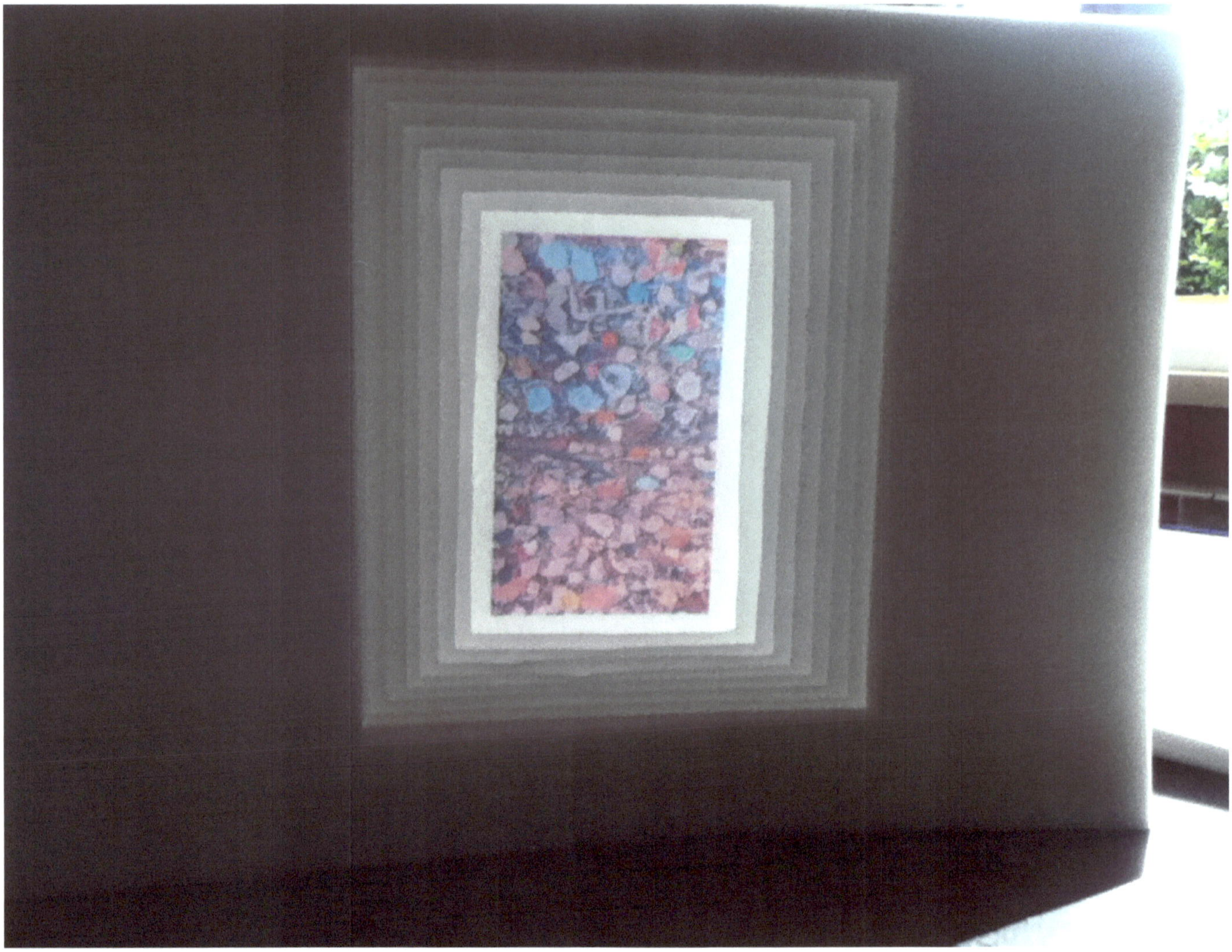

Federica Pamio

Daily bread / *Pane quotidiano*, 2013

Installazione / *Installation*
Stampe fotografiche con inchiostro alimentare su ostie alimentari, saliva (opera commestibile), busta di plastica per alimenti
Photoprint with food ink on edible wafers, saliva (edible work), plastic packet
Dimensioni variabili / Dimensions variable

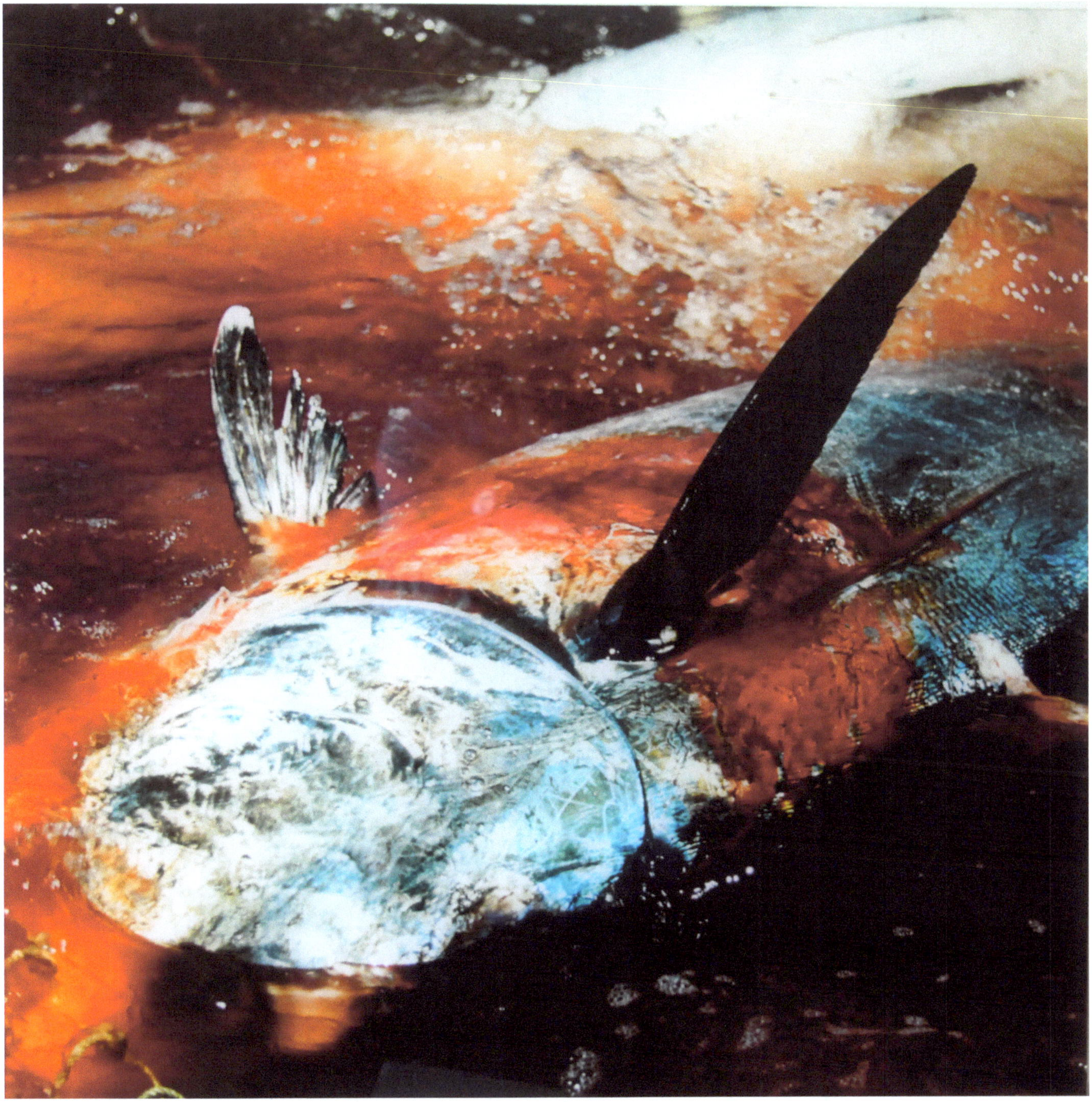

Laura Panno

Corpus, 2006

Video Corpus, 2006
Author Laura Panno, music of Giovanni Falzone, 2006

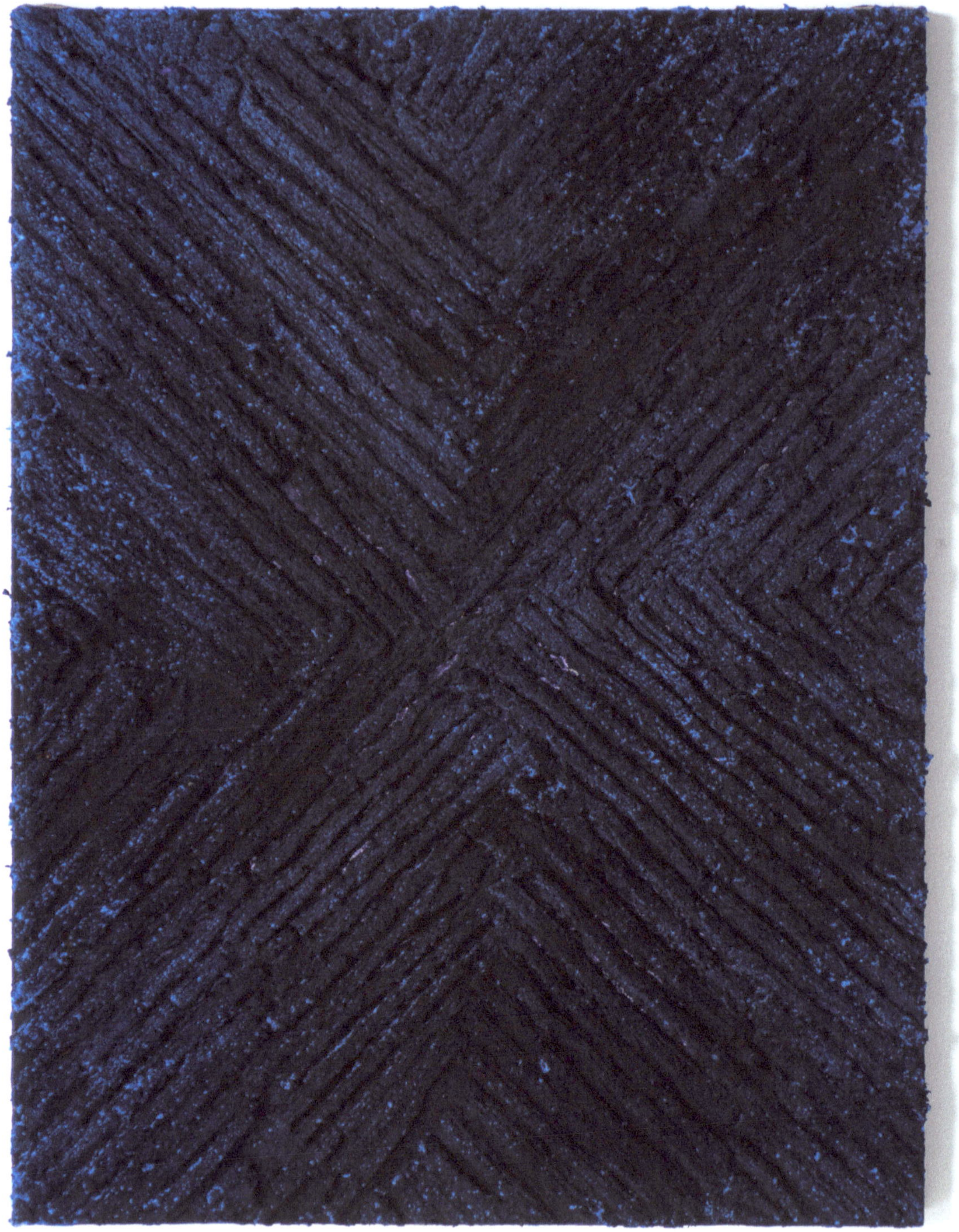

Alex Peace

Designer Fruit, 2013

Pigment, paper, glue on linen / *Tecnica mista*
20 x 8 x 2" (cm 51 x 20 x 5)

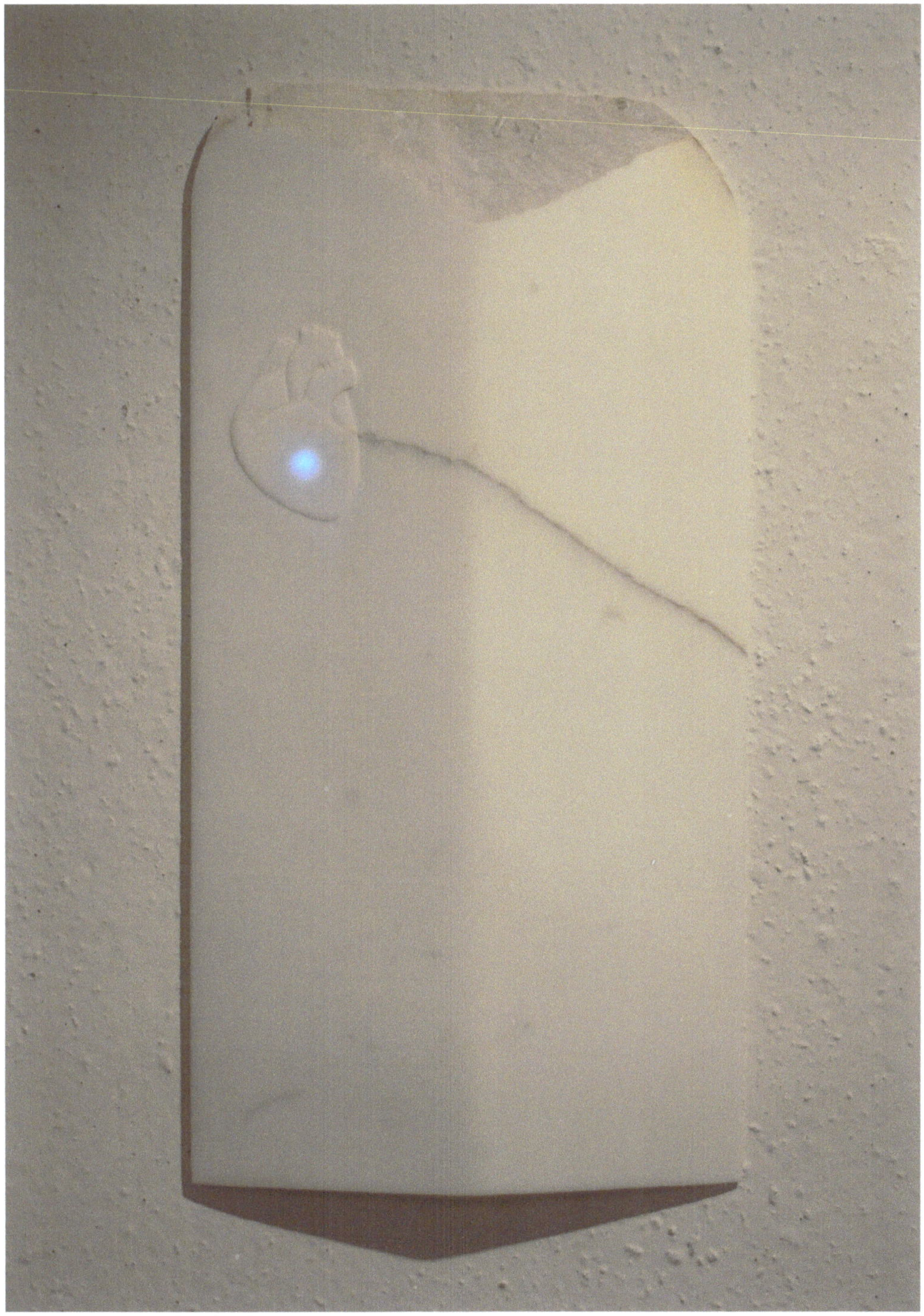

Maximo Pellegrinetti

Battito di gusto / *Beat of pleasure*, 2012

Marmo bianco, led / *White marble, led*
33.49 17.73 x 2.36" (cm 85 x 45 x 6)

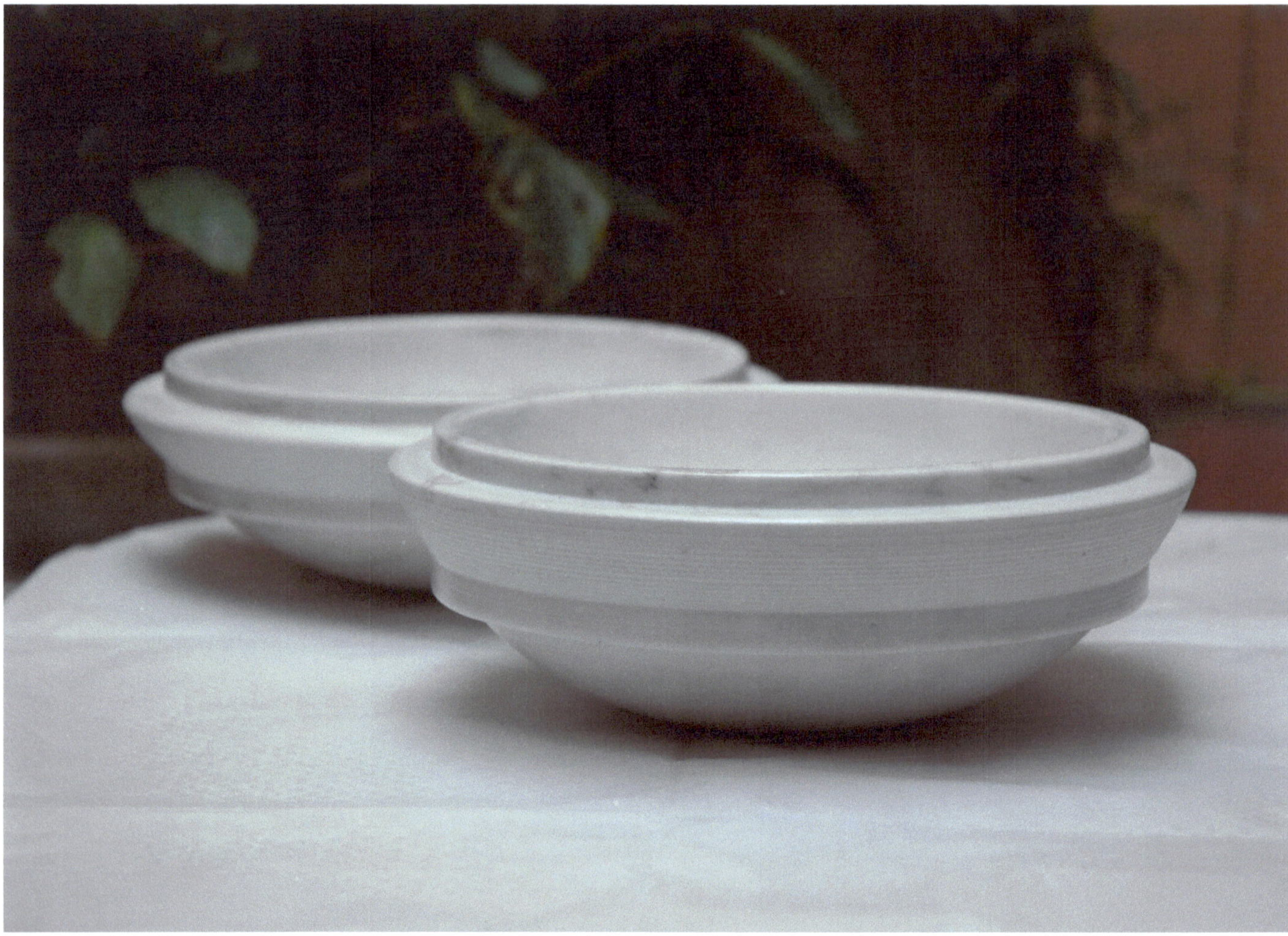

Antonello Pelliccia

Mortai / *Mortars*, 2013

Marmo bianco Carrara / *White Carrara marble*
Ø 10.24” (Ø cm 26)
Made by Carlo Andrei, A.M.A. Design Carrara

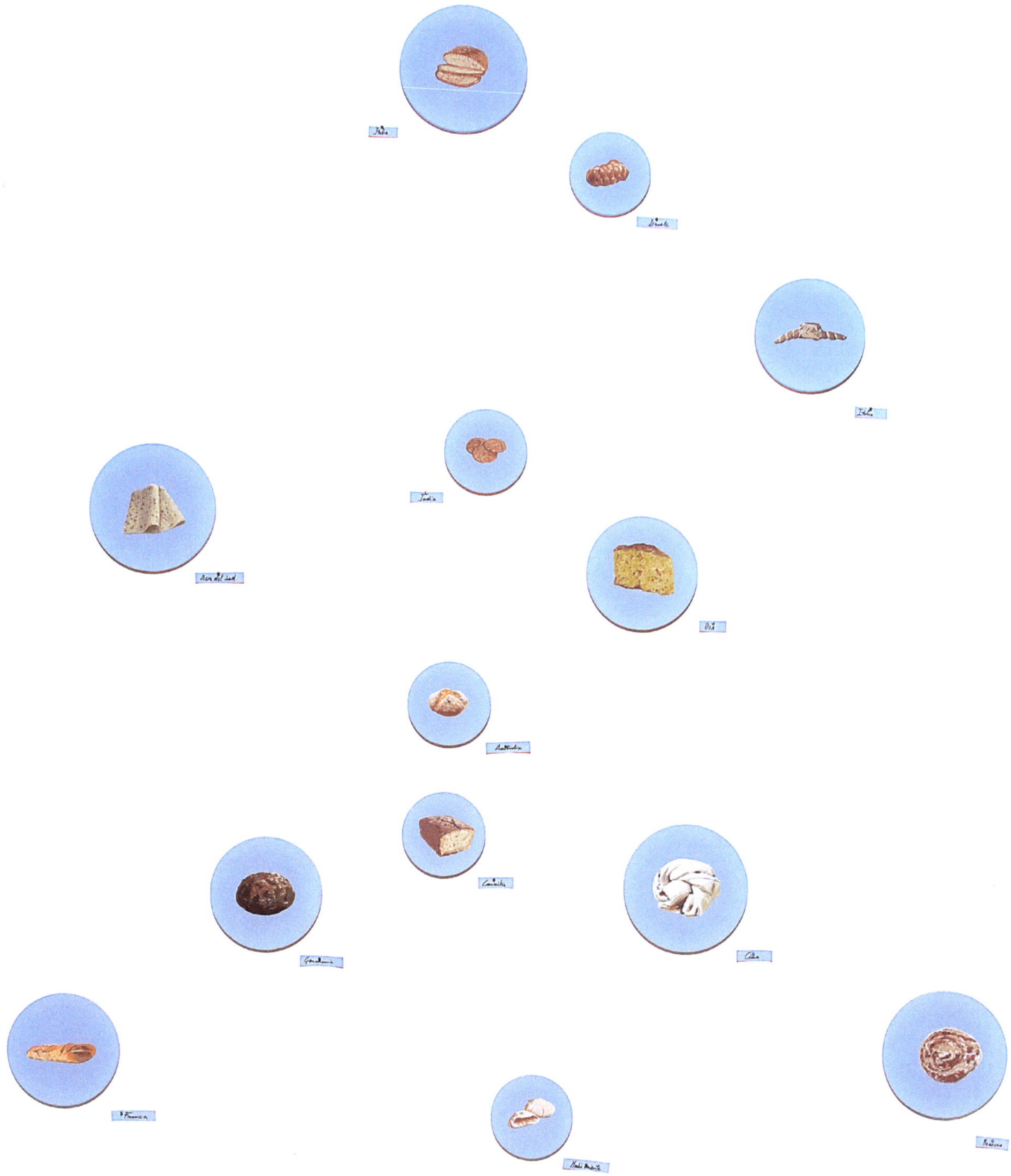

Marco Pellizzola

La costellazione del pane / *The constellation of bread*, 2013

Installazione: acrilico su legno telato / *Installation: acrylic on wood canvas*
Dimensioni variabili / Dimensions variable

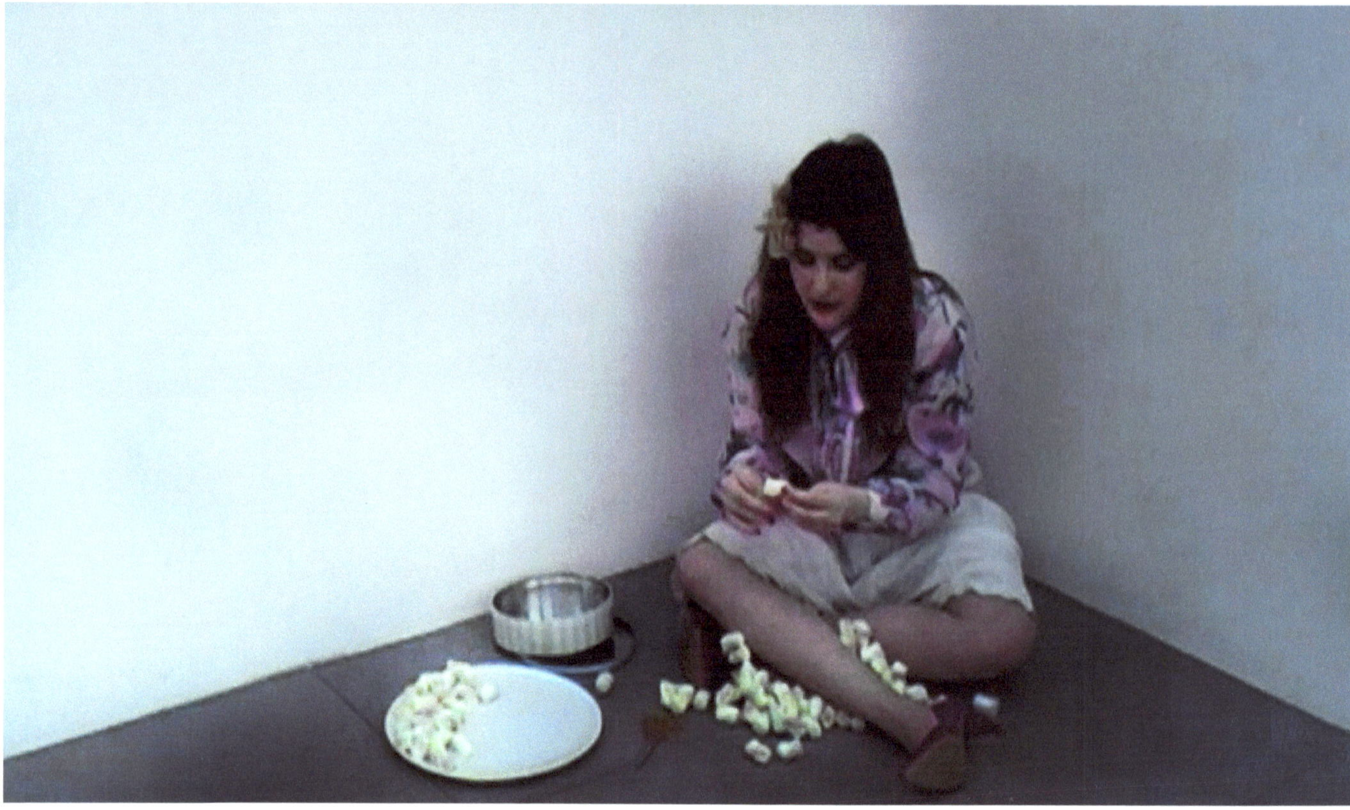

Silvia Piazzalunga

Domenica la festa / *Sunday the feast*, 2013

Video Performance
5'02"

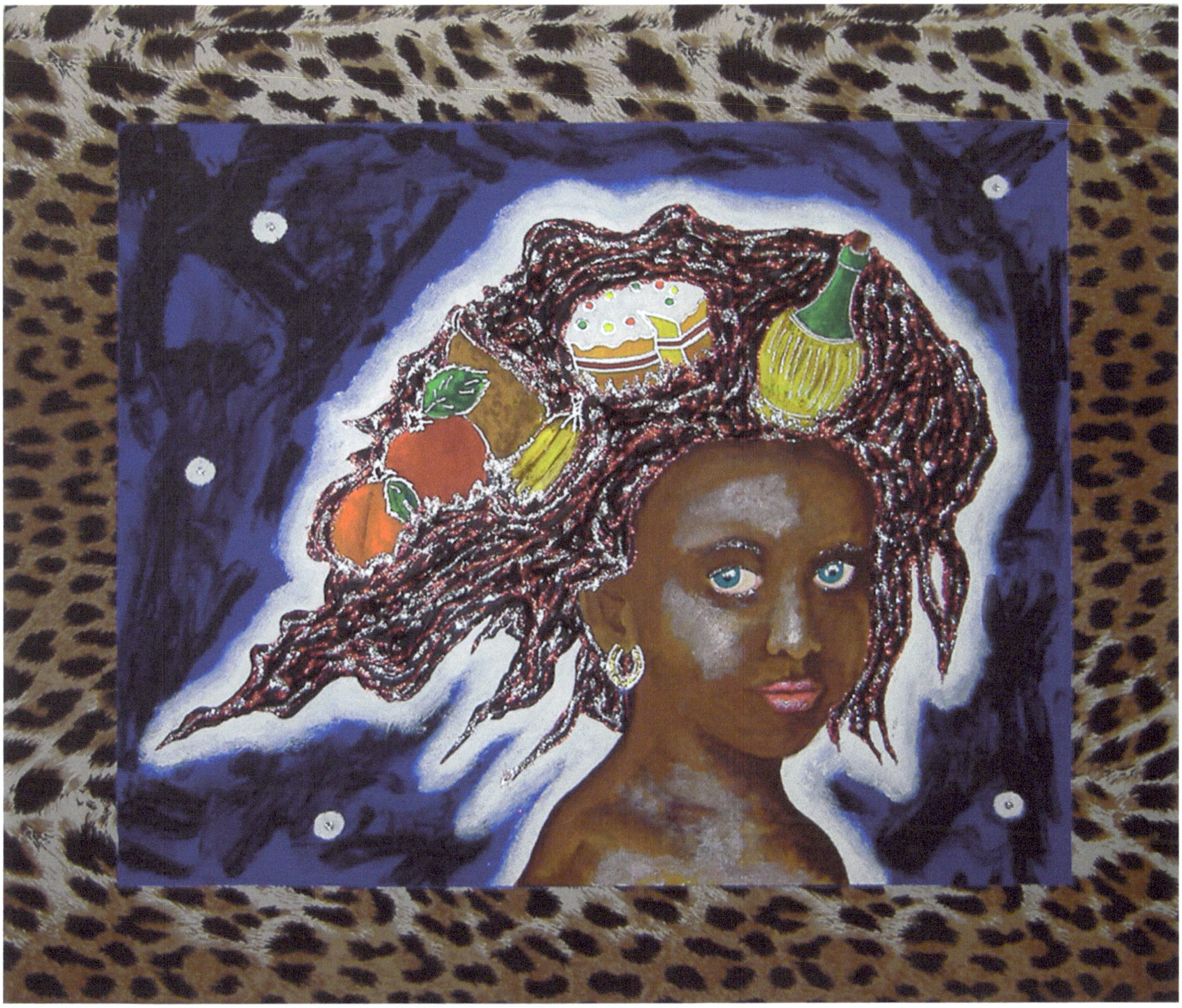

Stefano Pizzi

Acconciatura golosa / *Greedy hairstyle*, 2013

Tecnica mista su tessuto / *Mixed media on fabric*
19.7 x 23.64" (cm 50 x 60)

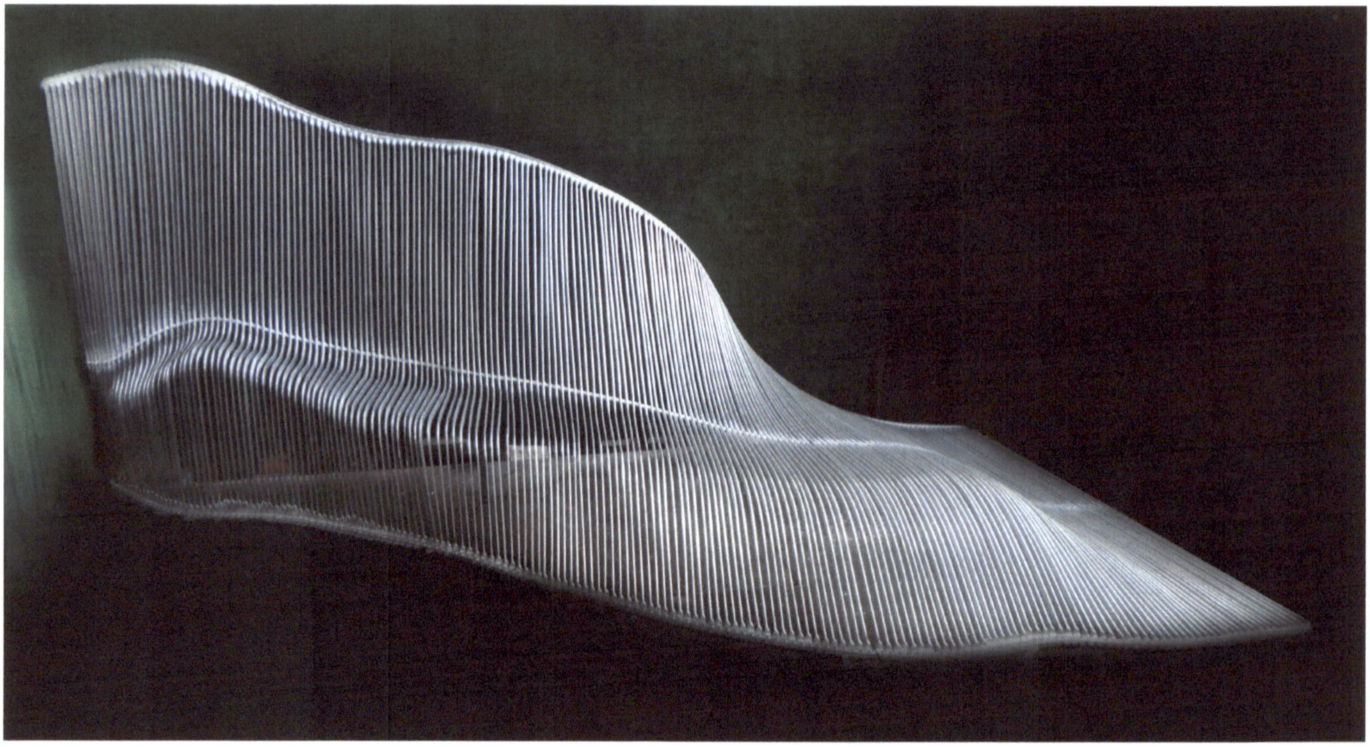

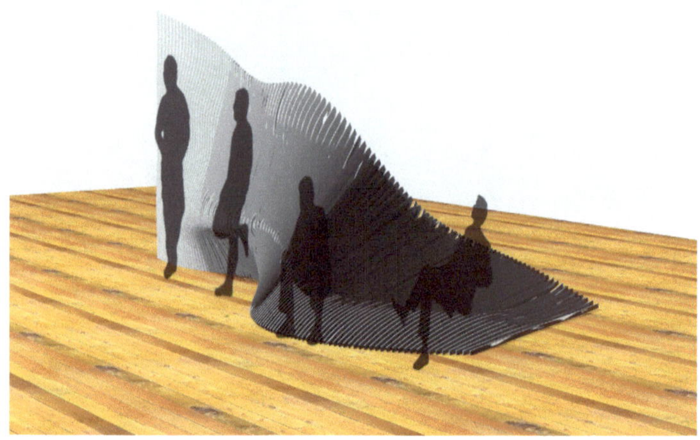

Davide Prete

Convivio, 2013

Alluminio dipinto / Painted *aluminium*
157 x 72 x 72" (cm 400 x 185 x 185)
With the collaboration of
Prete Srl, Treviso, Italy

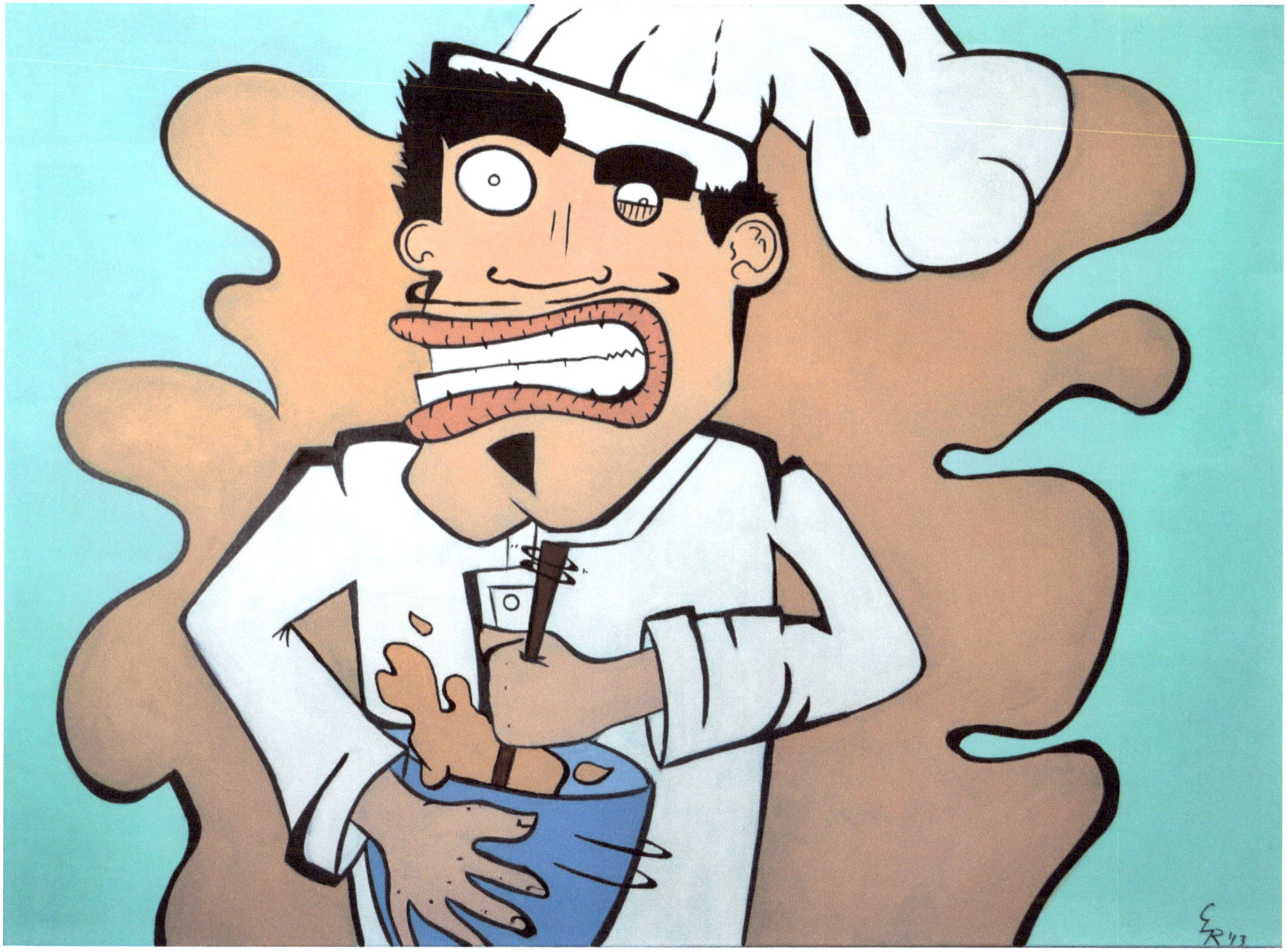

Chloe Rubenstein

Chef, 2013

Acrylic on canvas / *Acrilico su tela*
30 x 40" (cm 76 x 102)

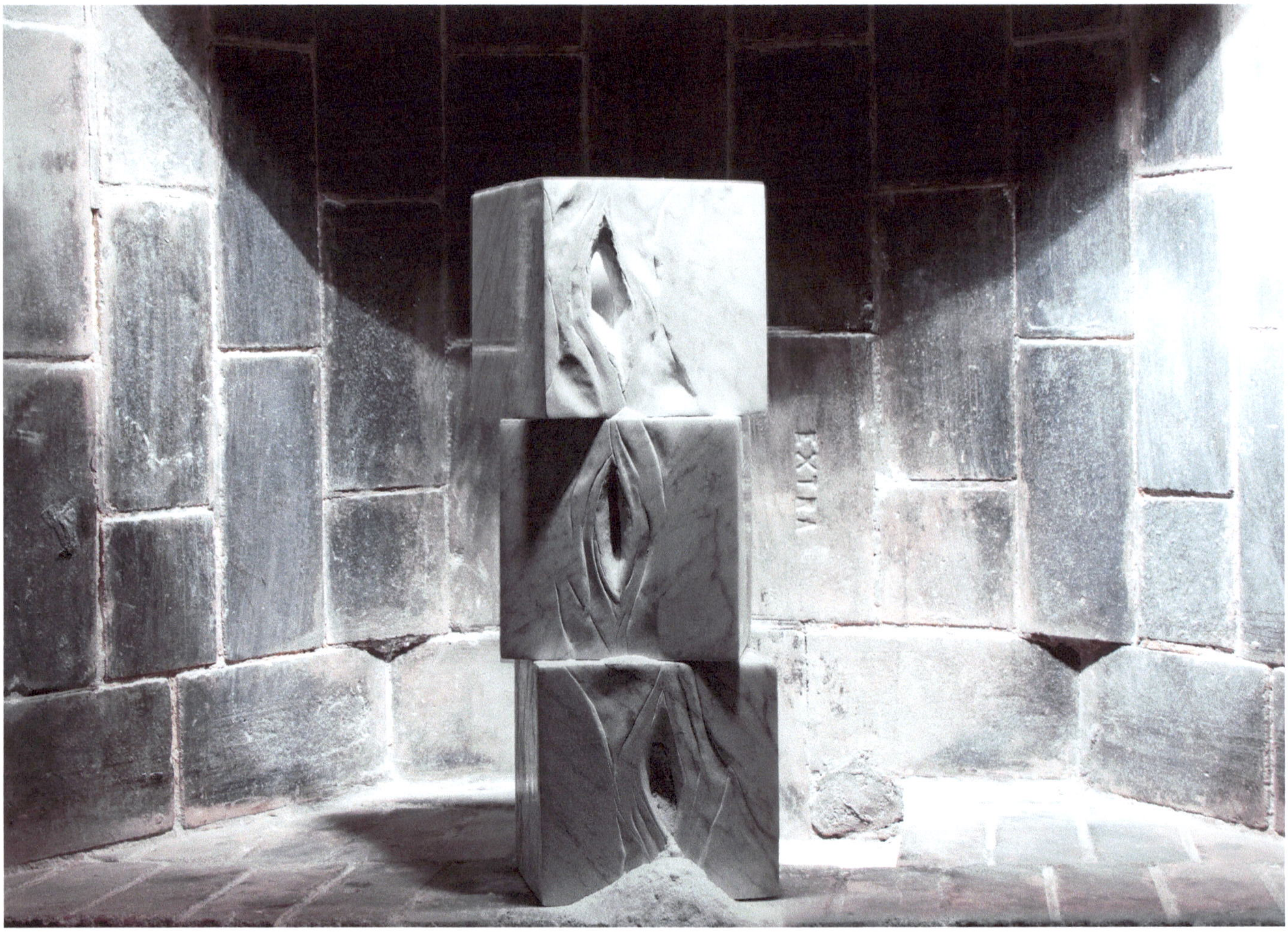

Loredana Ruvolo

Ab Origine, 2013

Installazione / *Installation*
17.73 x 5.91 x 5.91" (cm 45 x 15 x 15)

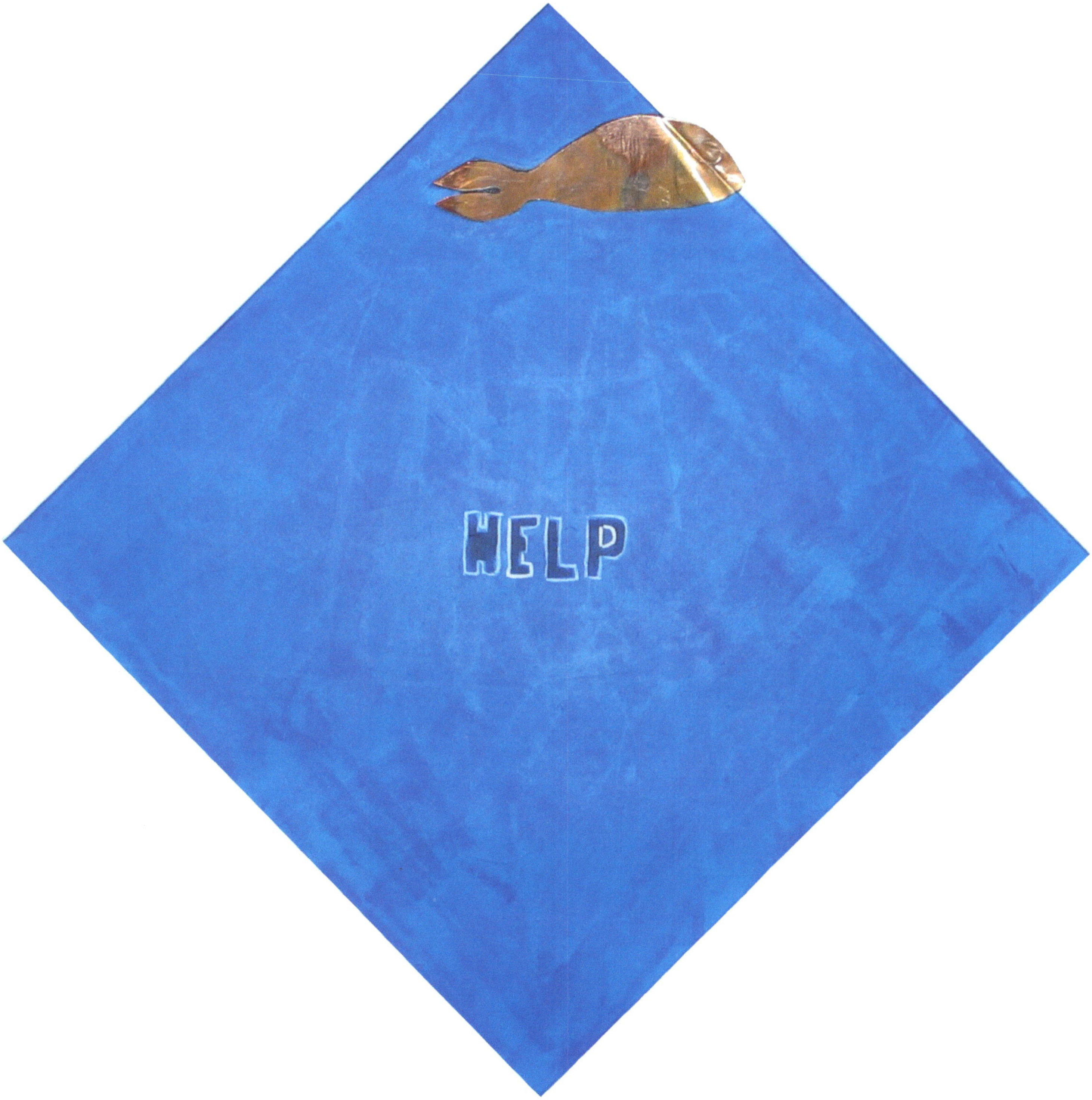

Giuseppe Sabatino

Help, 2013

Pittura su rame / *Painting on copper*
31.52 x 31.52" (cm 60 x 60)

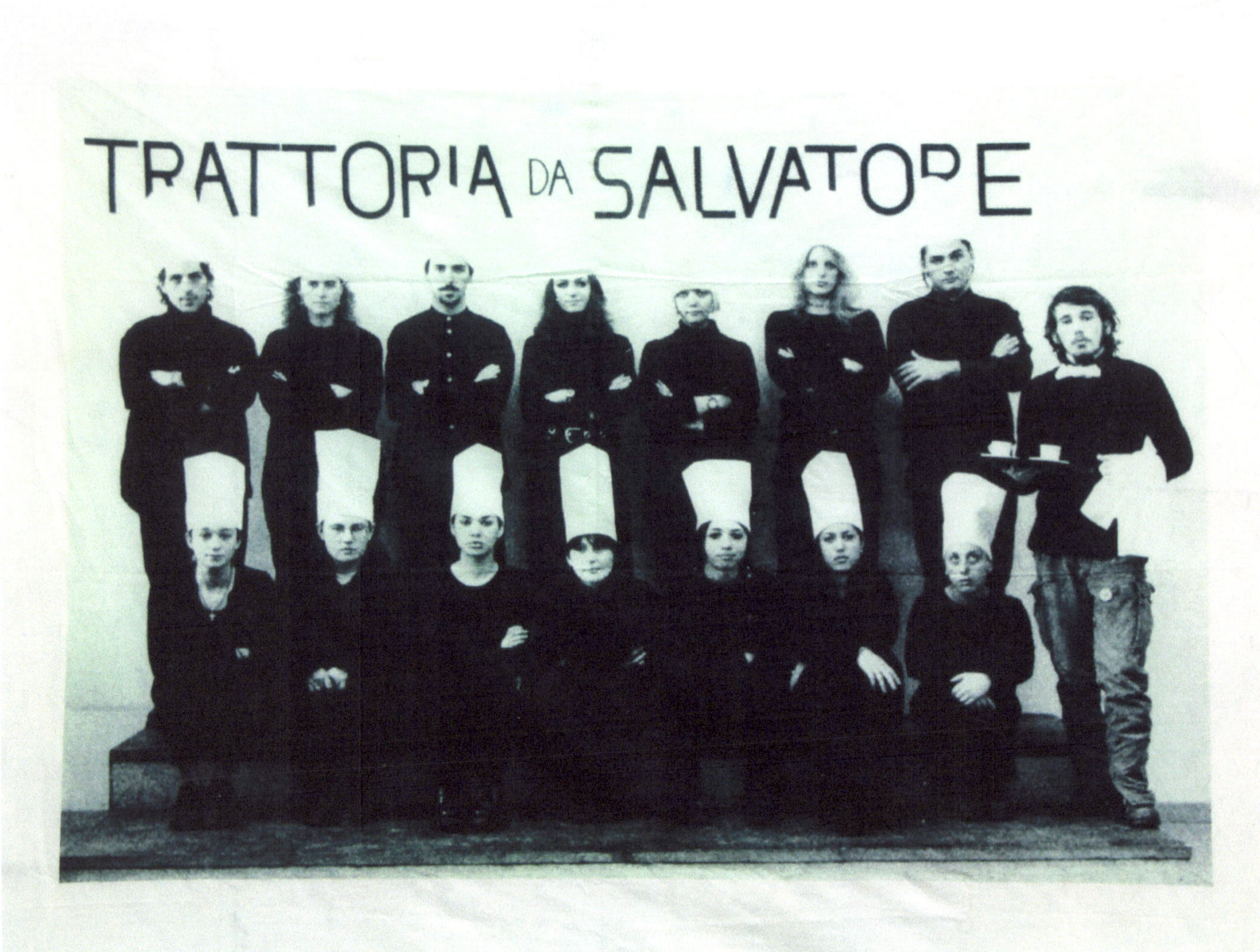

Nicola Salvatore

Trattoria da Salvatore - Due file / *Salvatore's Eating House - Two file*, 1997

Stampa su tessuto / *Printing on fabric*
55.16 x 69.34" (cm 140 x 176)

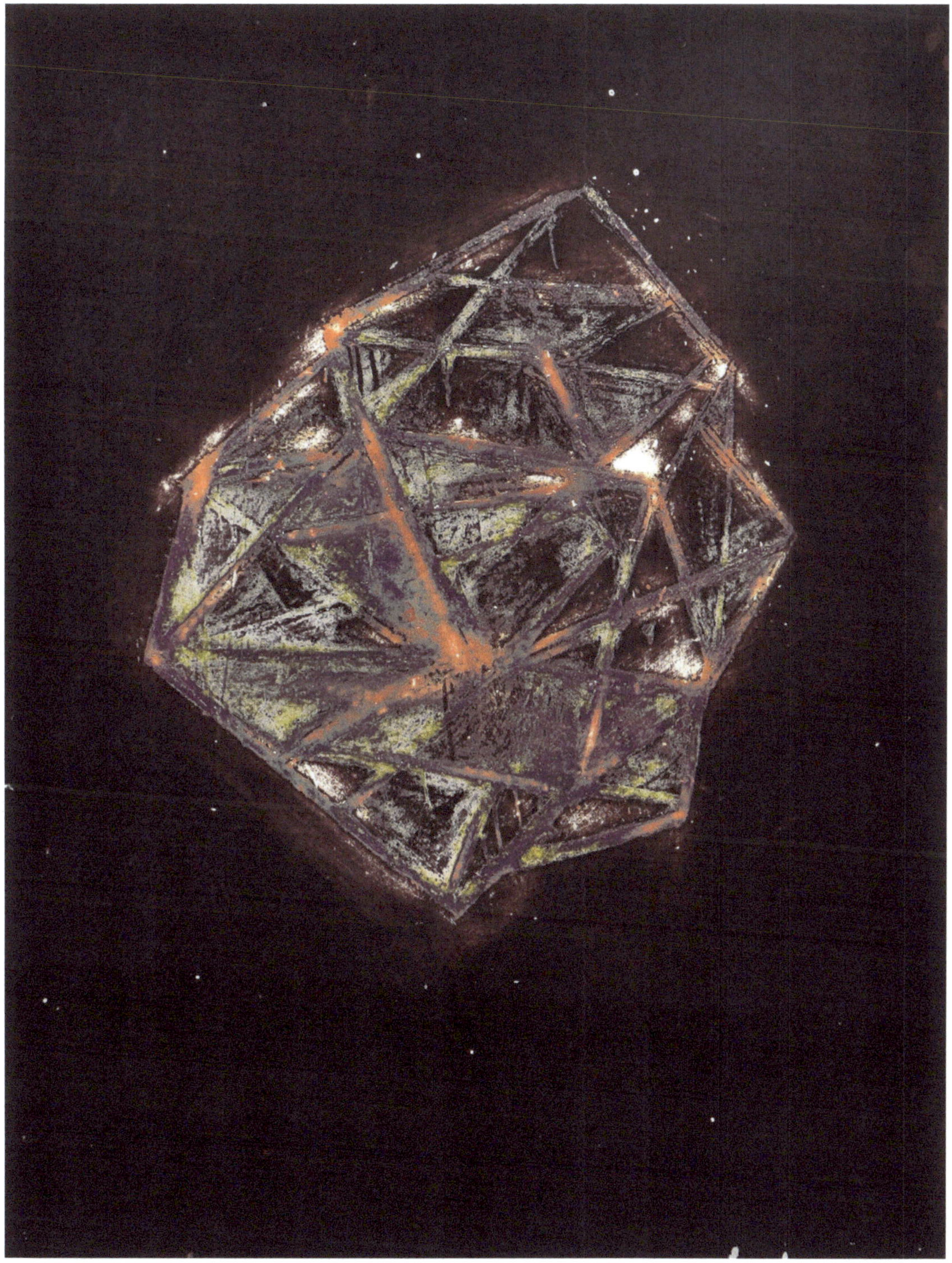

Jordan Hamlett Sanders

Dumpster Diving For Wood, 2013

Paper, Ink, wood, glue / *Carta, inchiostro, legno, colla*
30 x 22" (cm 76 x 60)

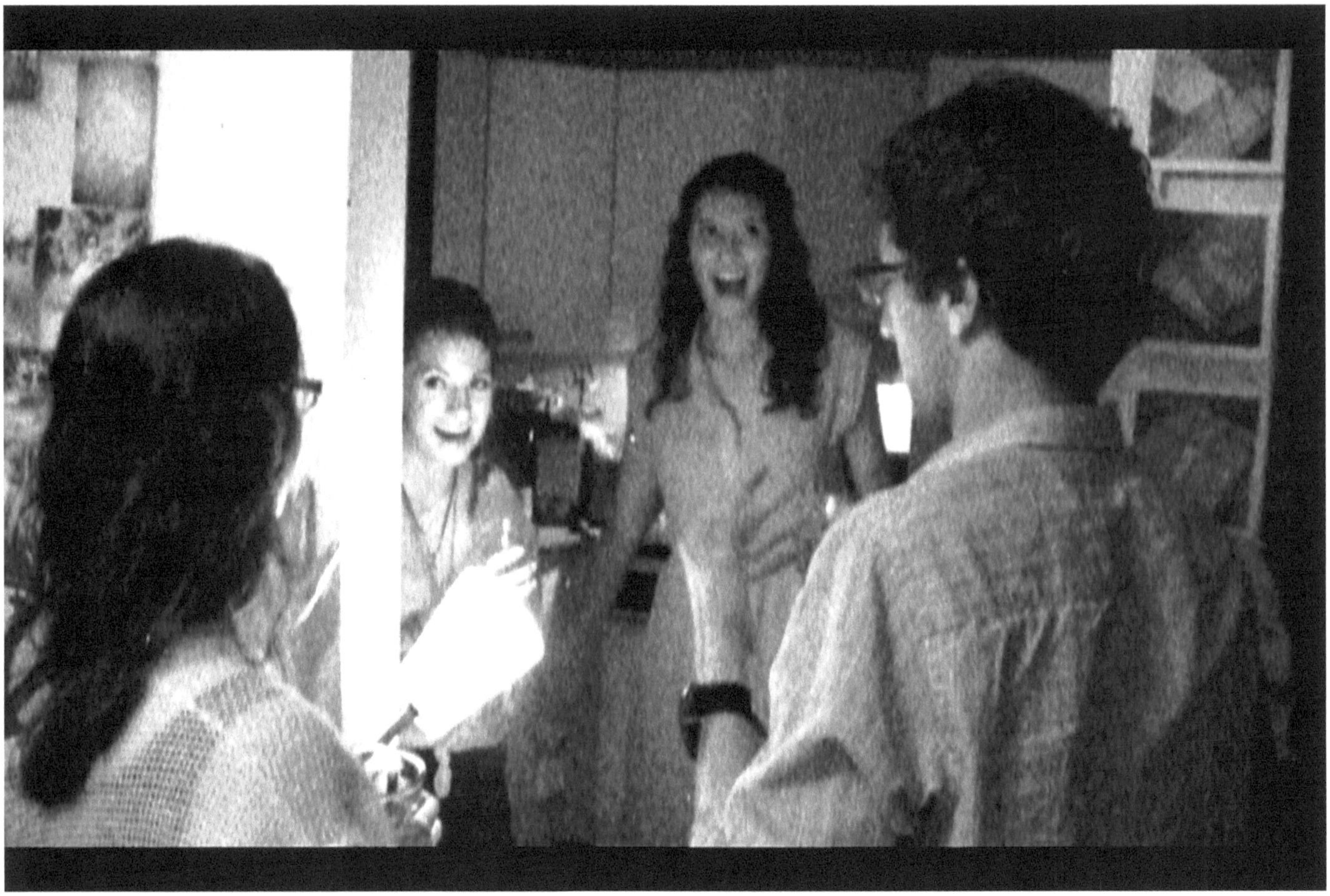

Adriana Louise Serrato

I'm Afraid I'll Forget / Temo che dimenticherò, 2013

Video 4'3"

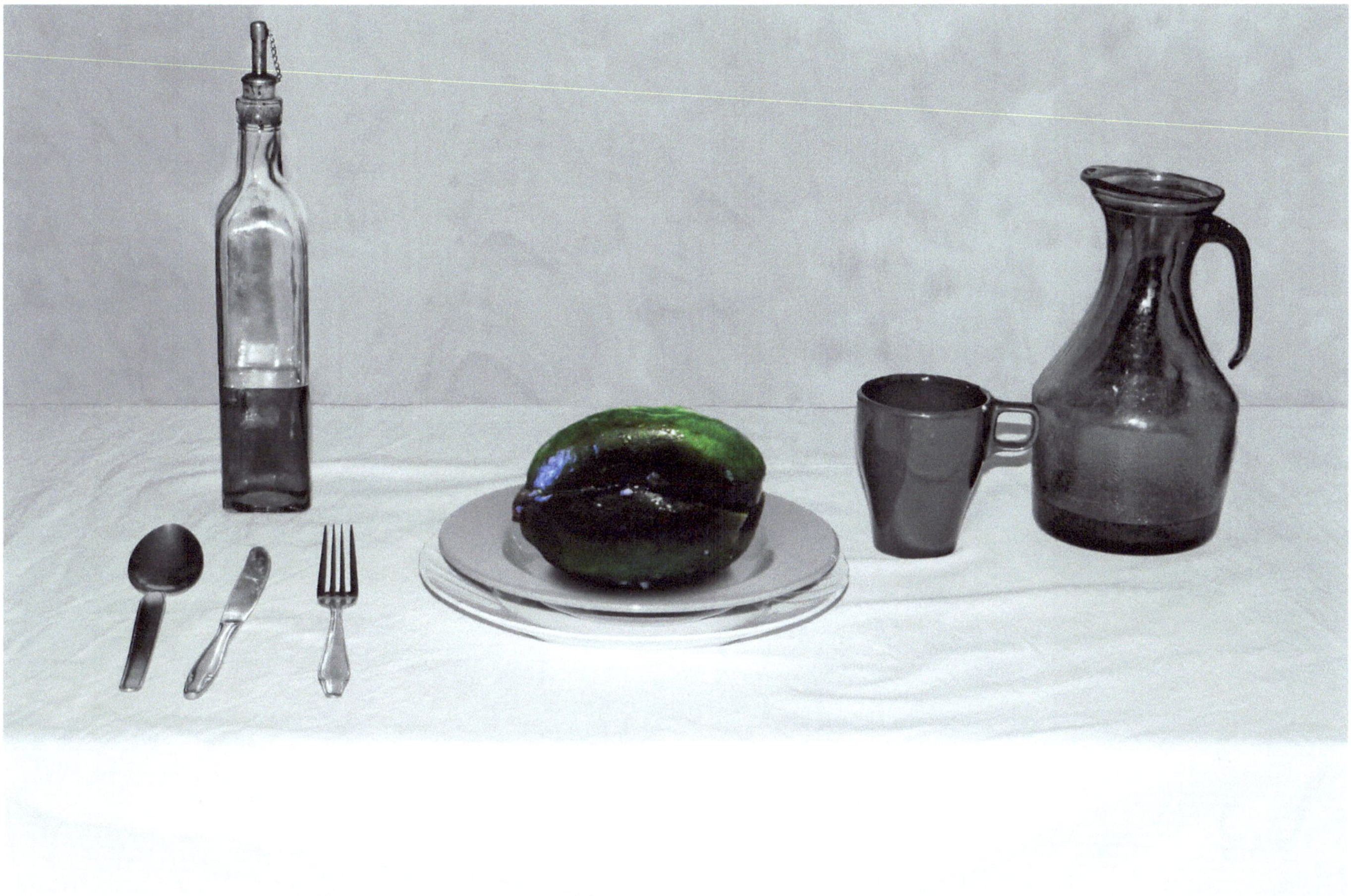

Arjan Shehaj

Natura Tranquilla / *Peaceful nature*, 2012

Foto / *Photos printed on paper*
19.7 x 27.58” (cm 50 x 70)

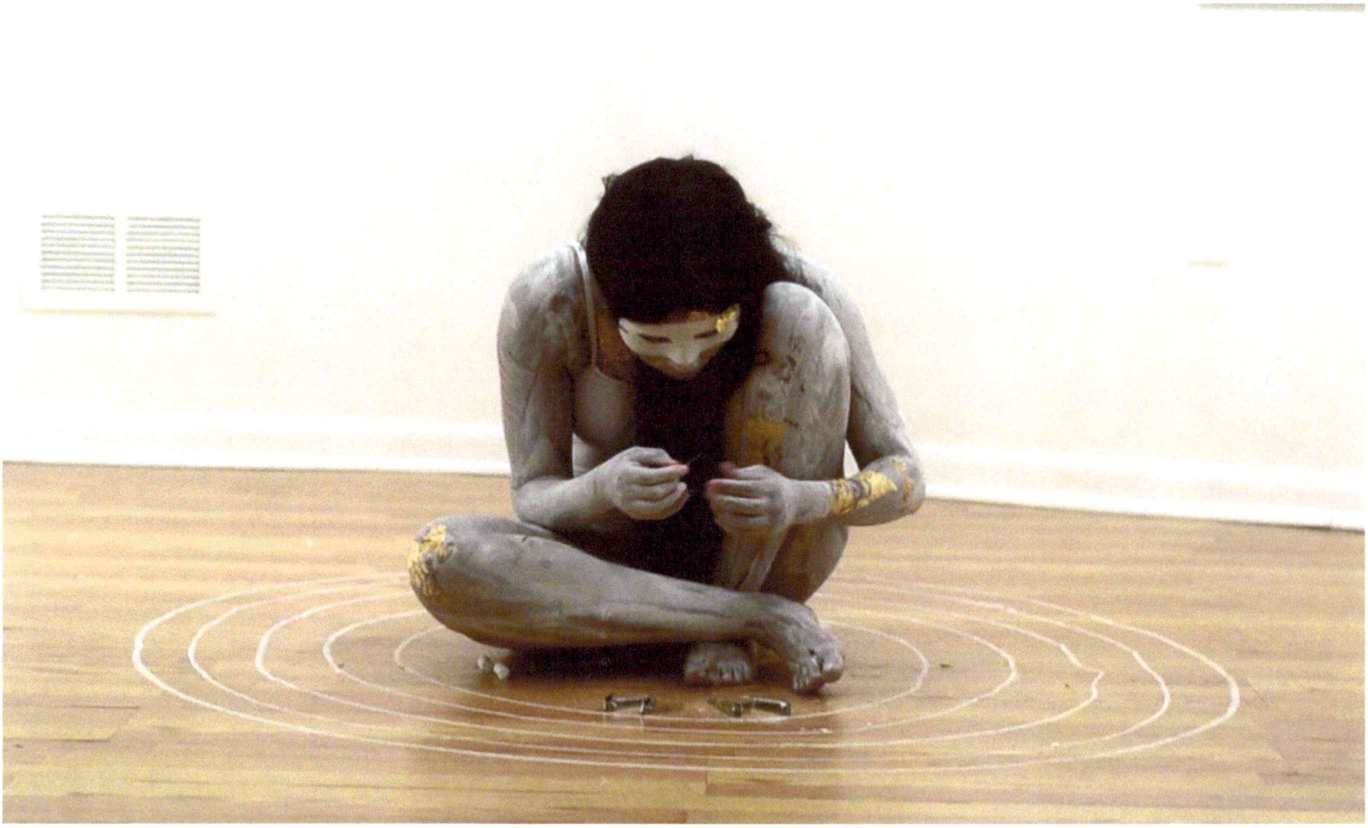

Bryana Siobhan Robinson

Center of Five / *Al centro del quinto cerchio*, 2012

Performance
Video documentation 4'8"

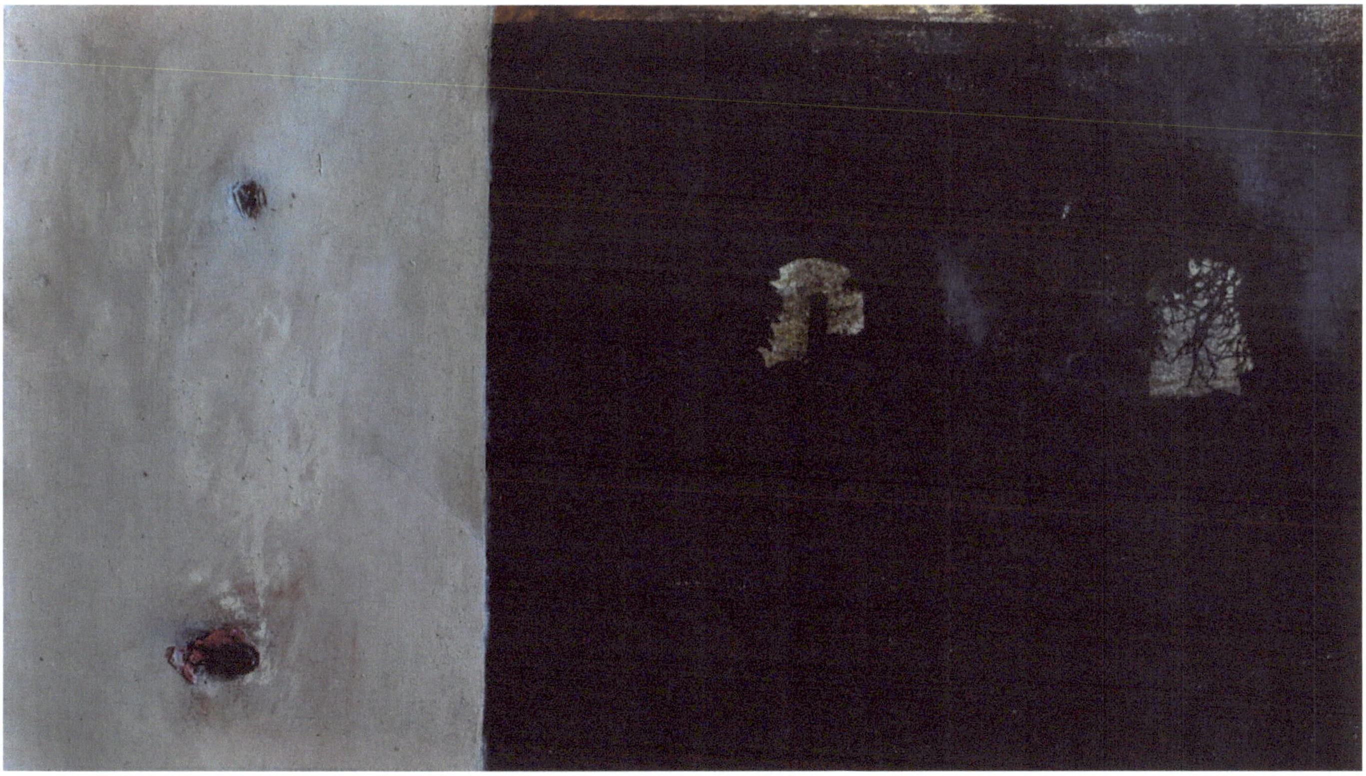

Julian Soardi

Aquae ductus

Tecnica Mista / *Mixed media*
8.27 x 14.58 x 0.75" (cm 21 x 37 x 1,5)

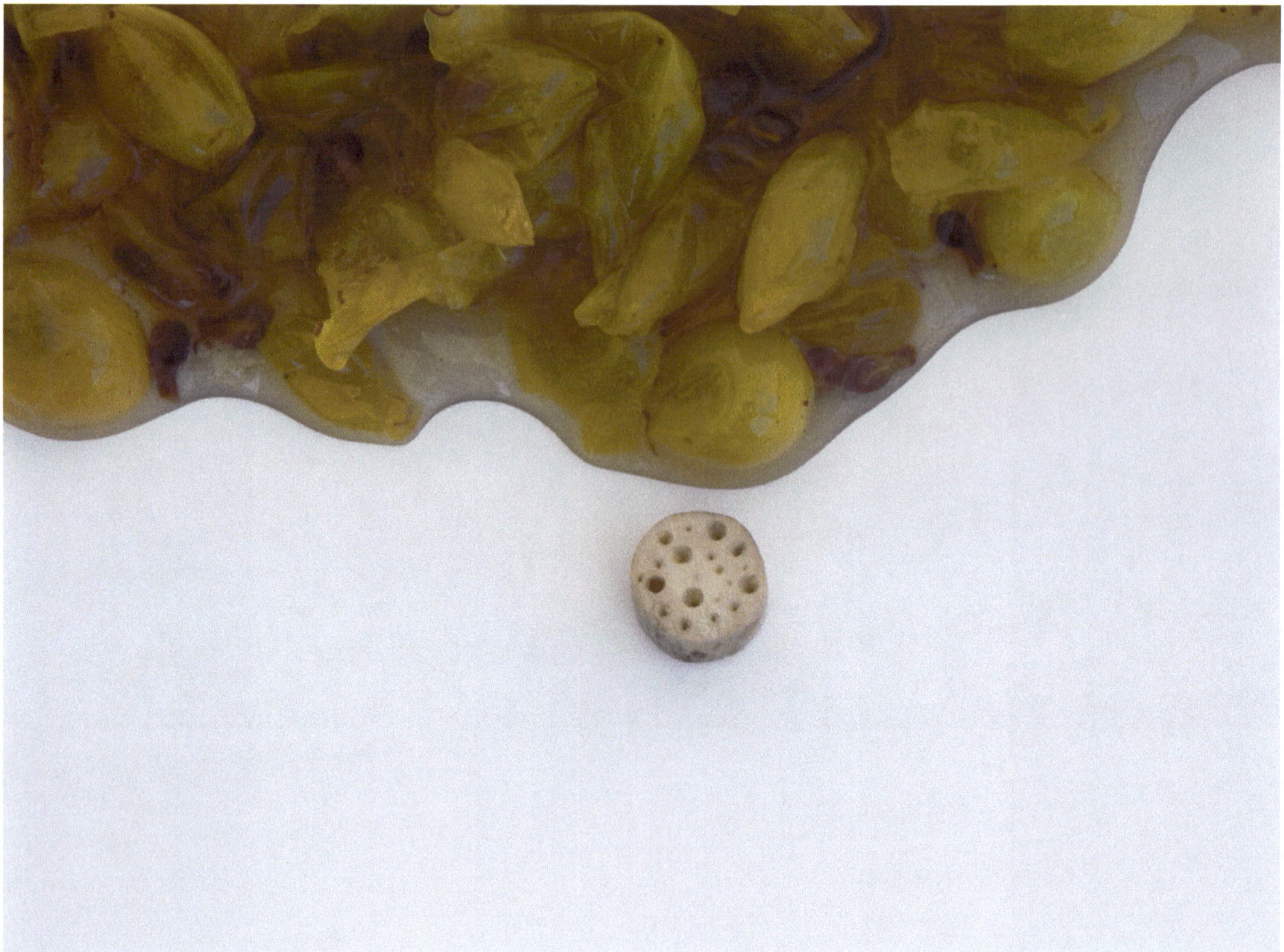

Mena (Filomena Antonia) Stelitano

Ocnaib id ocerg, 2005

Stampa Fine-Art Giclée su carta Acquarelle Arches / *Fine-Art Giclée print on Acquarelle Arches paper*
8.27 x 11.03" (cm 21 x 28)

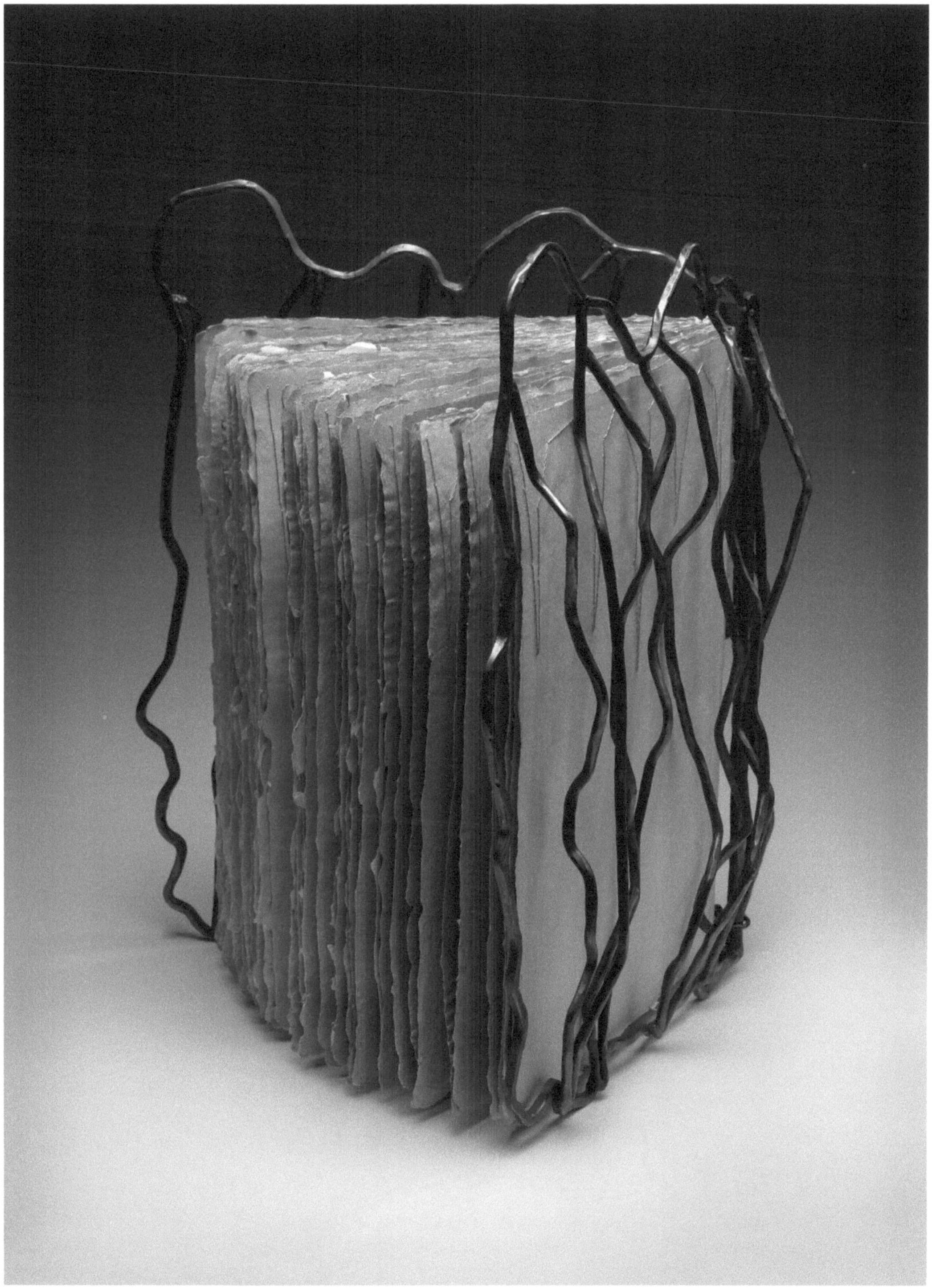

Lynn Sures

Hungry / Affamato, 2013

Forged steel, handmade pulp-painted paper, embroidery / *Acciaio forgiato, carta fatta a mano e verniciata, ricami*
20.7 x 16" x variable width (cm 51,3 x 40 x larghezza variabile)

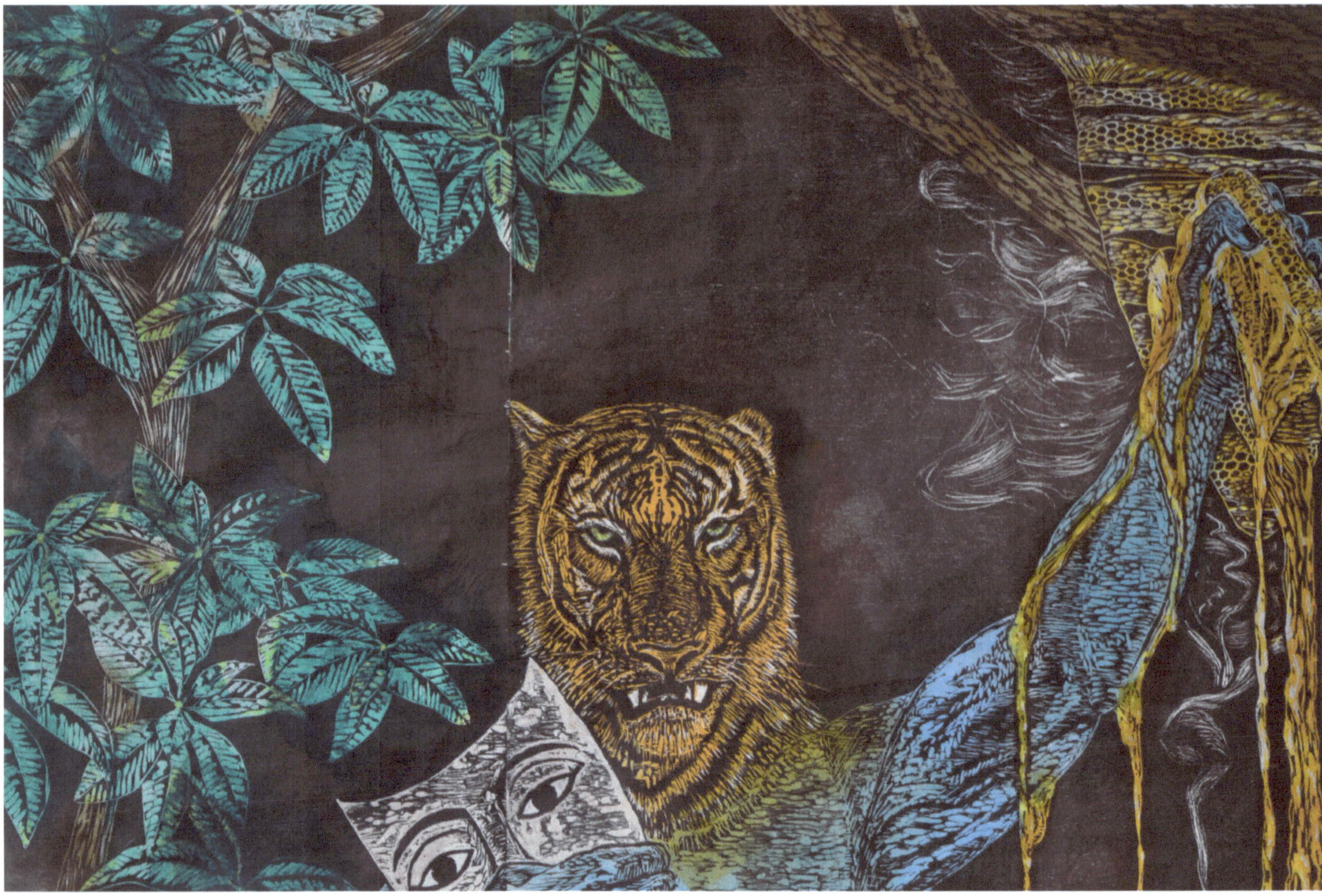

Cynthia Tidler

God is an Apex Predator, detail / *Dio è un Apex Predator*, 2013

Color woodblock print scroll / *Xilografia a colori*
72 x 48" (cm 183 x 122)

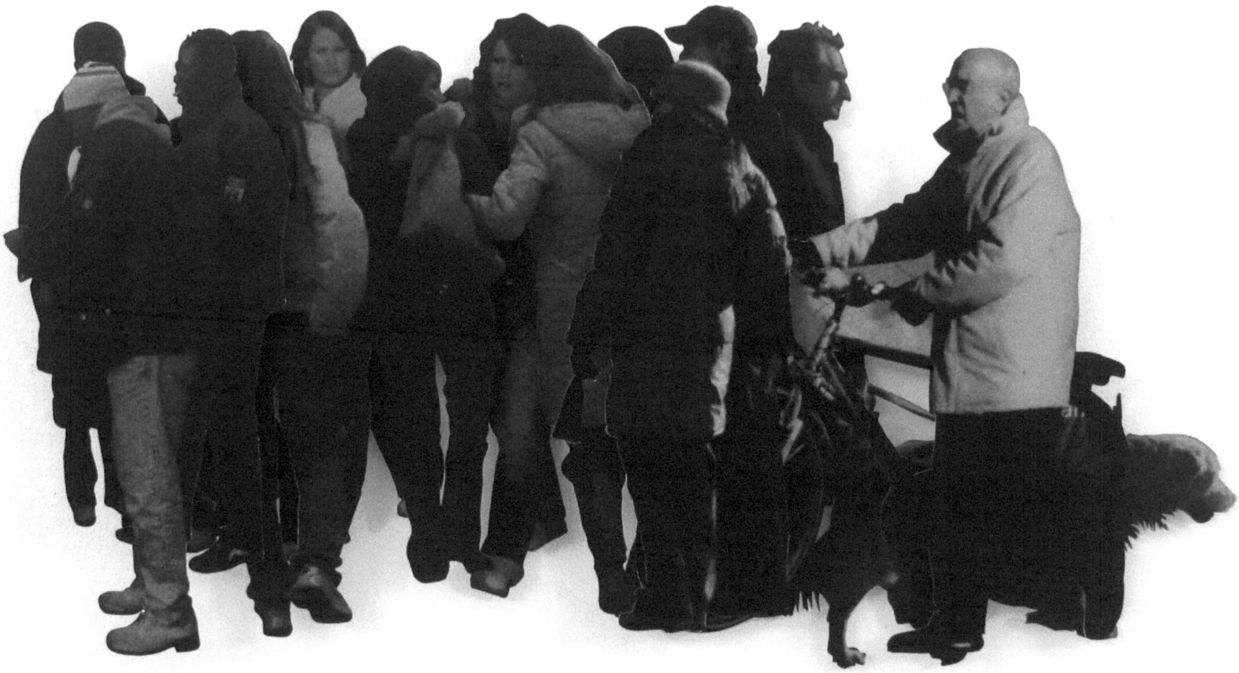

Simona Uberto

Masse / *Masses*, 2008

Serigrafia foto B/N su alluminio sagomato al laser / *Screen Printing B/W laser cut out of aluminum*
20.49 x 39.40 x 2.76” (cm 52 x 100 x 7)

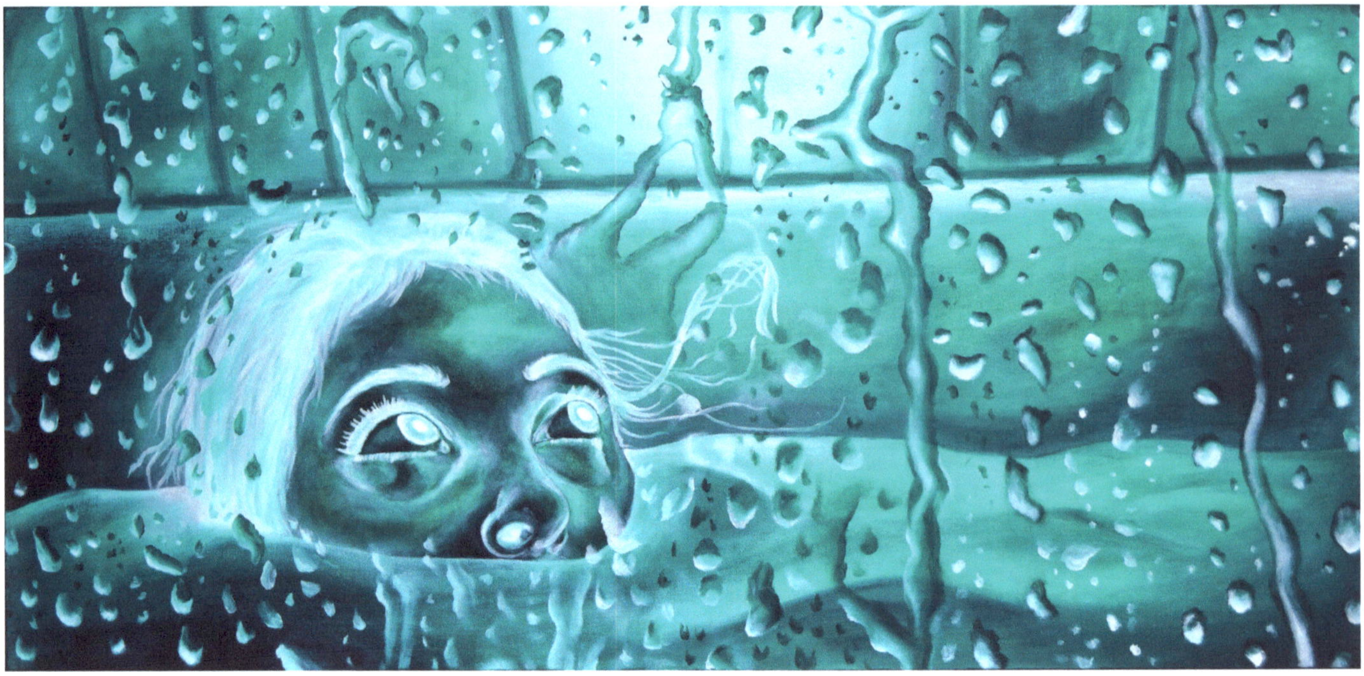

Ashley VanGemeren

Drowing / Annegare, 2013

Oil on canvas / *Olio su tela*
24 x 48" (cm 61 x 122)

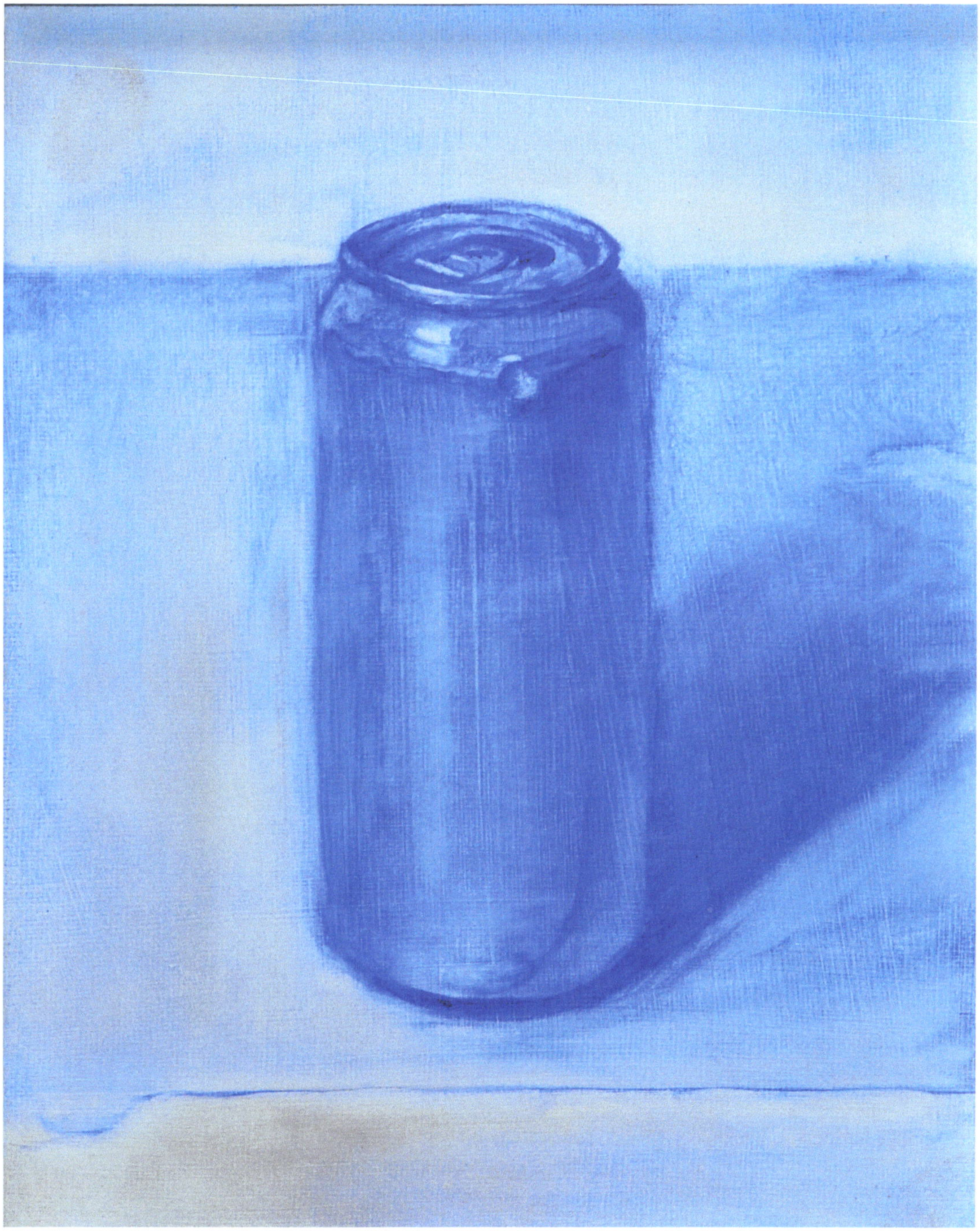

Travis Wagner

Empty Vessle of empty calories / *Calorie prive di valore nutrizionale*, 2013

Oil on canvas / *Olio su tela*
10.64 x 9.24" (cm 27 x 22)

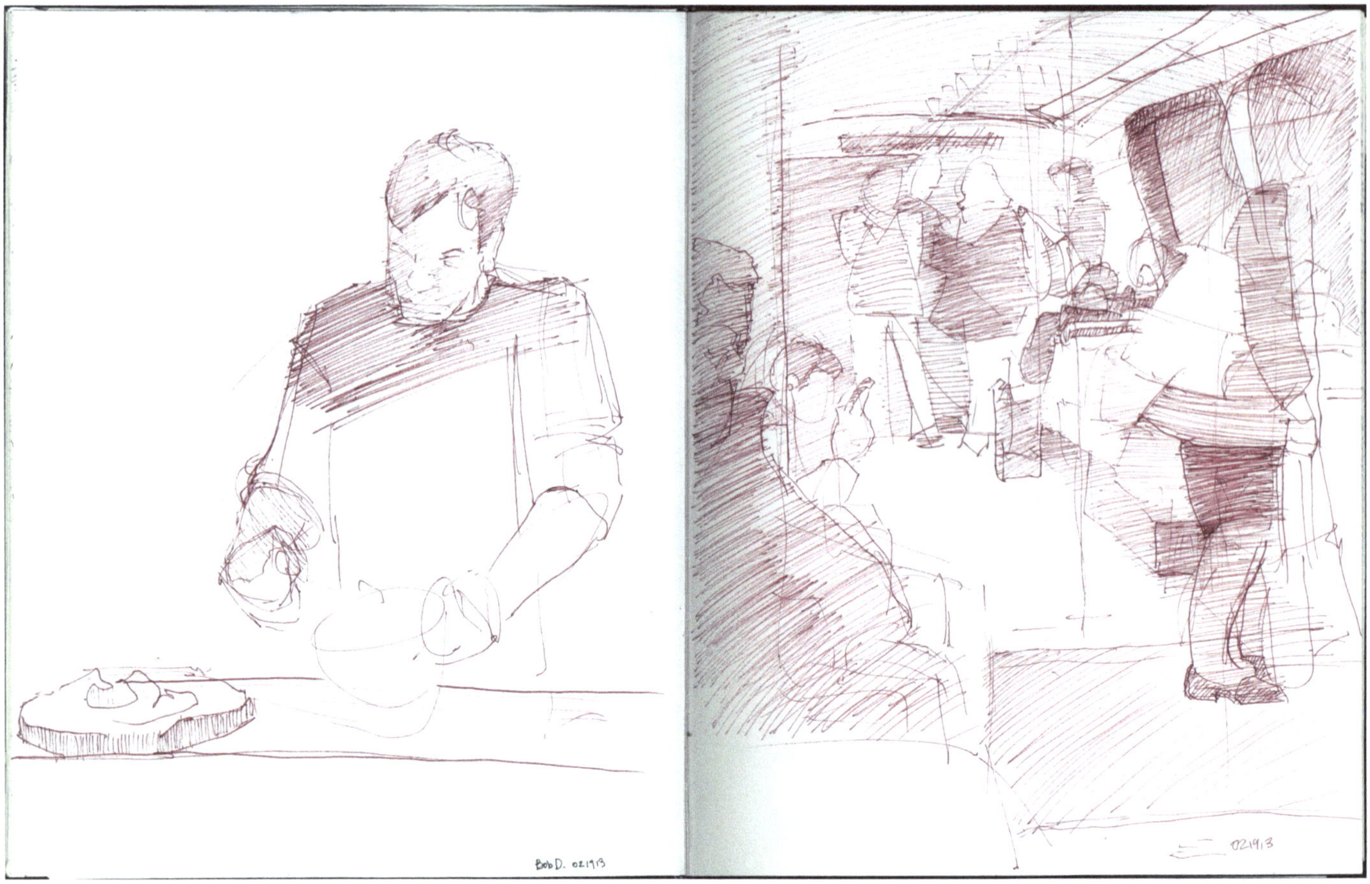

Whitney Waller

O12513-052513, 2013

Sketchbook, detail / *Blocco per appunti, particolare*
14.79 x 10.64" (cm 37 x 28)

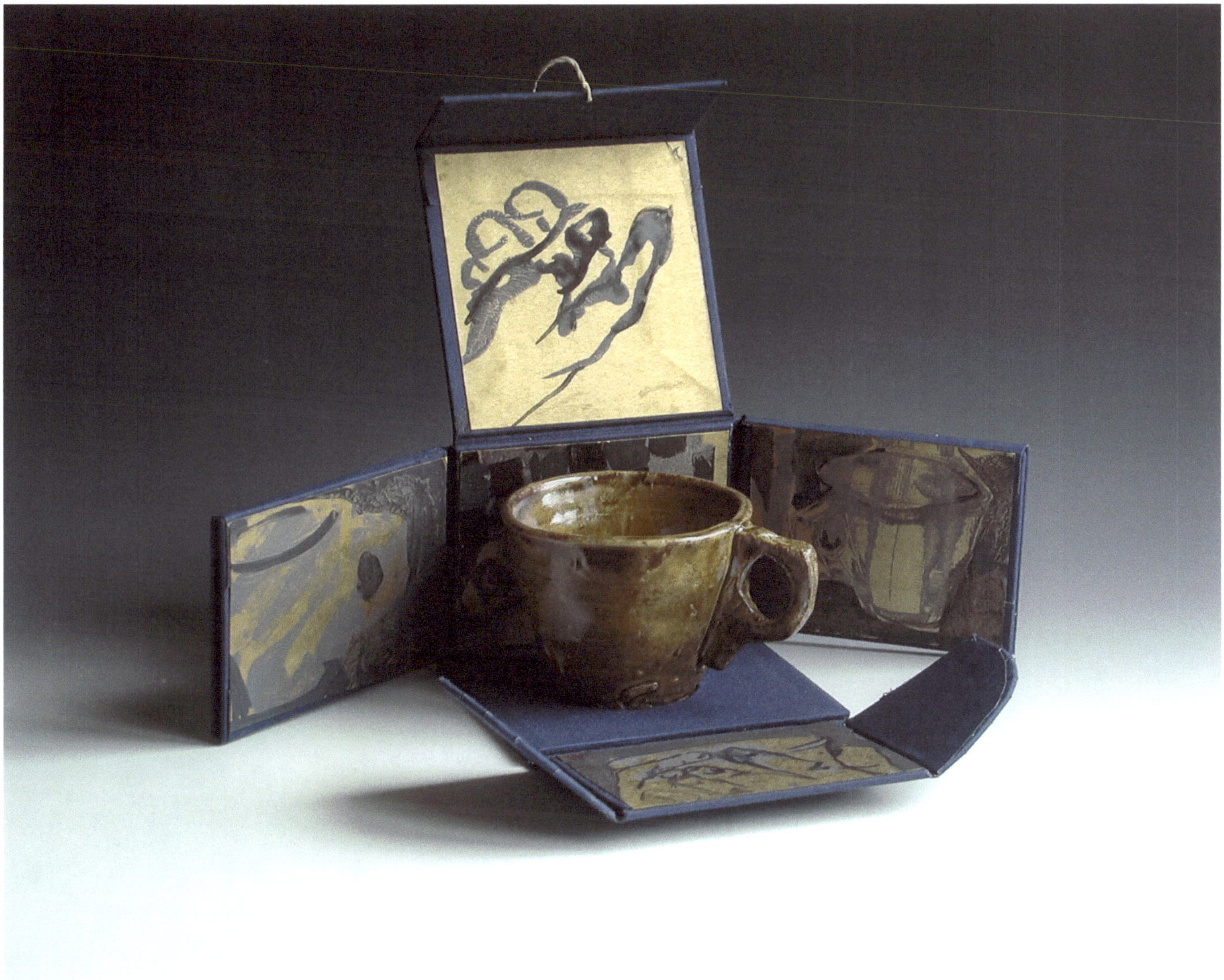

Catherine White

Blue Cup Box / *Tazza in scatola blu*, 2009

Stoneware, davy board, book cloth, paper, acrylic paint / *Tecnica mista*
9 x 11 x 10" (cm 23 x 28x 25,4 cm); Closed 3.5 x 4.75 x 4.75" (cm 9 x 12 x 12)

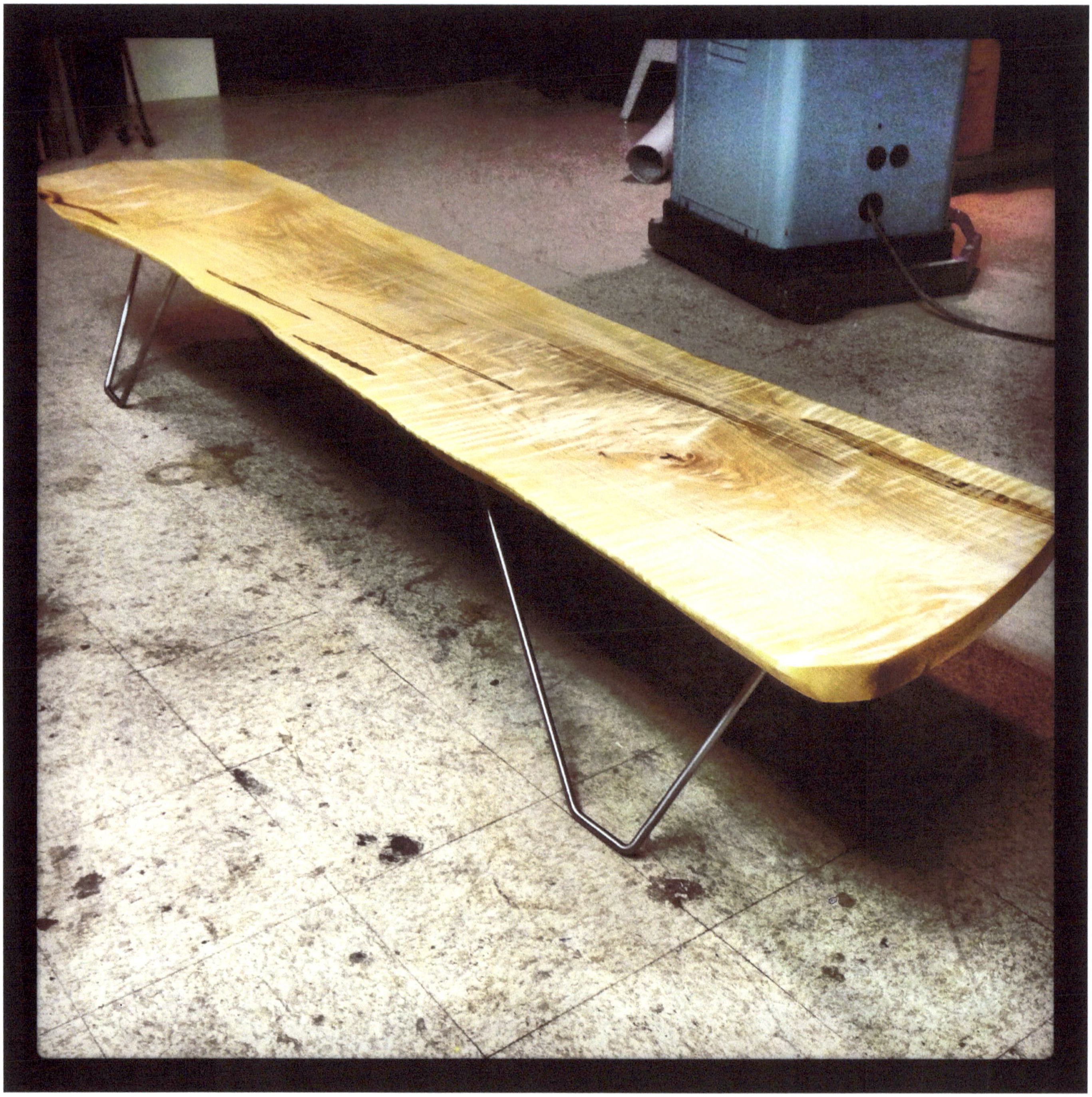

Cristian Wicha

Exalted Bench / *La panca ideale*, 2013

Ambrosia maple, stainless steel / *Legno d'acero, acciaio*
72 x 15 x 14" (cm 182 x 38 x 35)

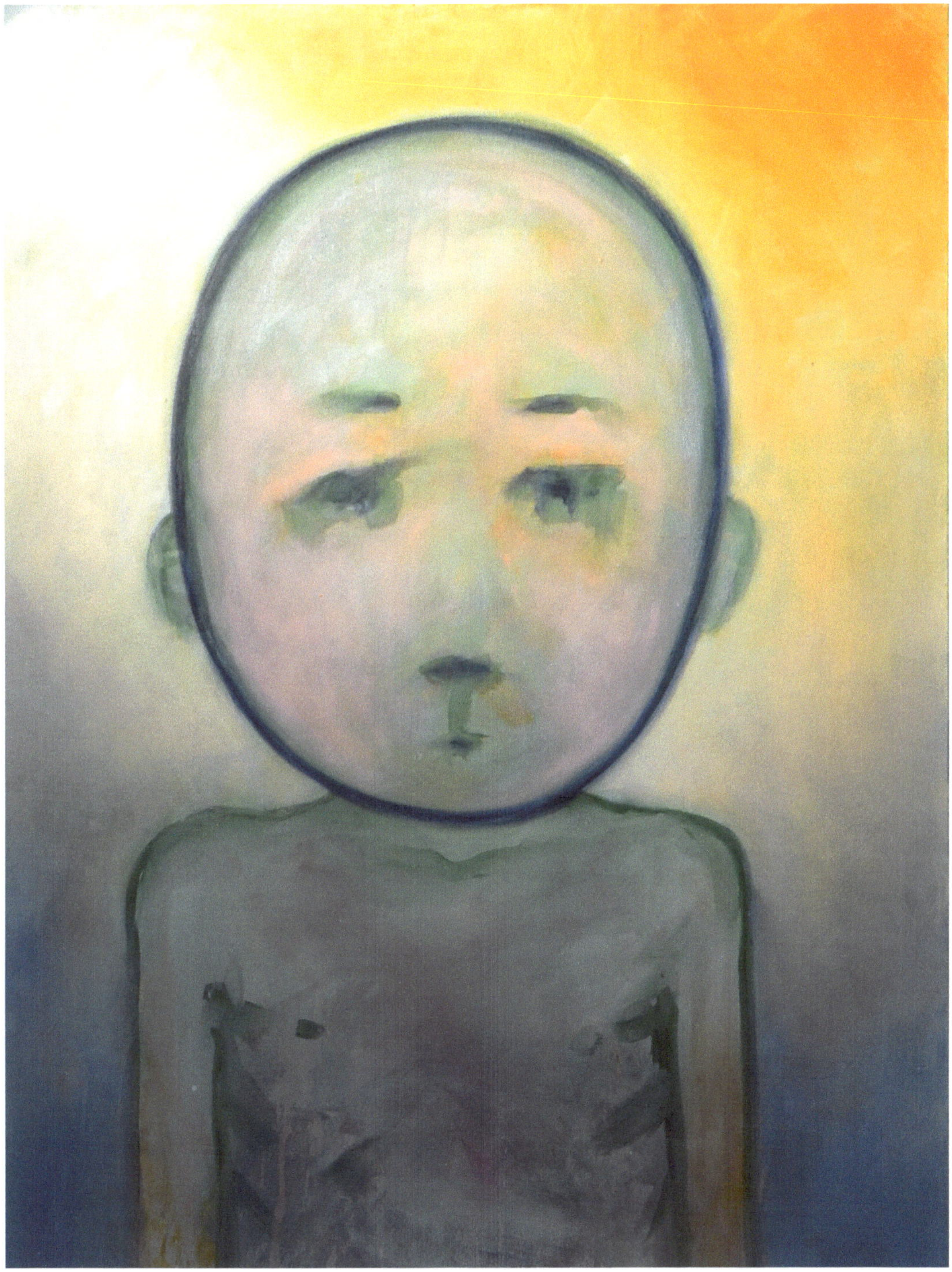

Robert Yi

Young Pioneer / *Giovane pionere*, 2013

Oil on canvas / *Olio su tela*
40.40 x 30" (cm 101 x 76,2)

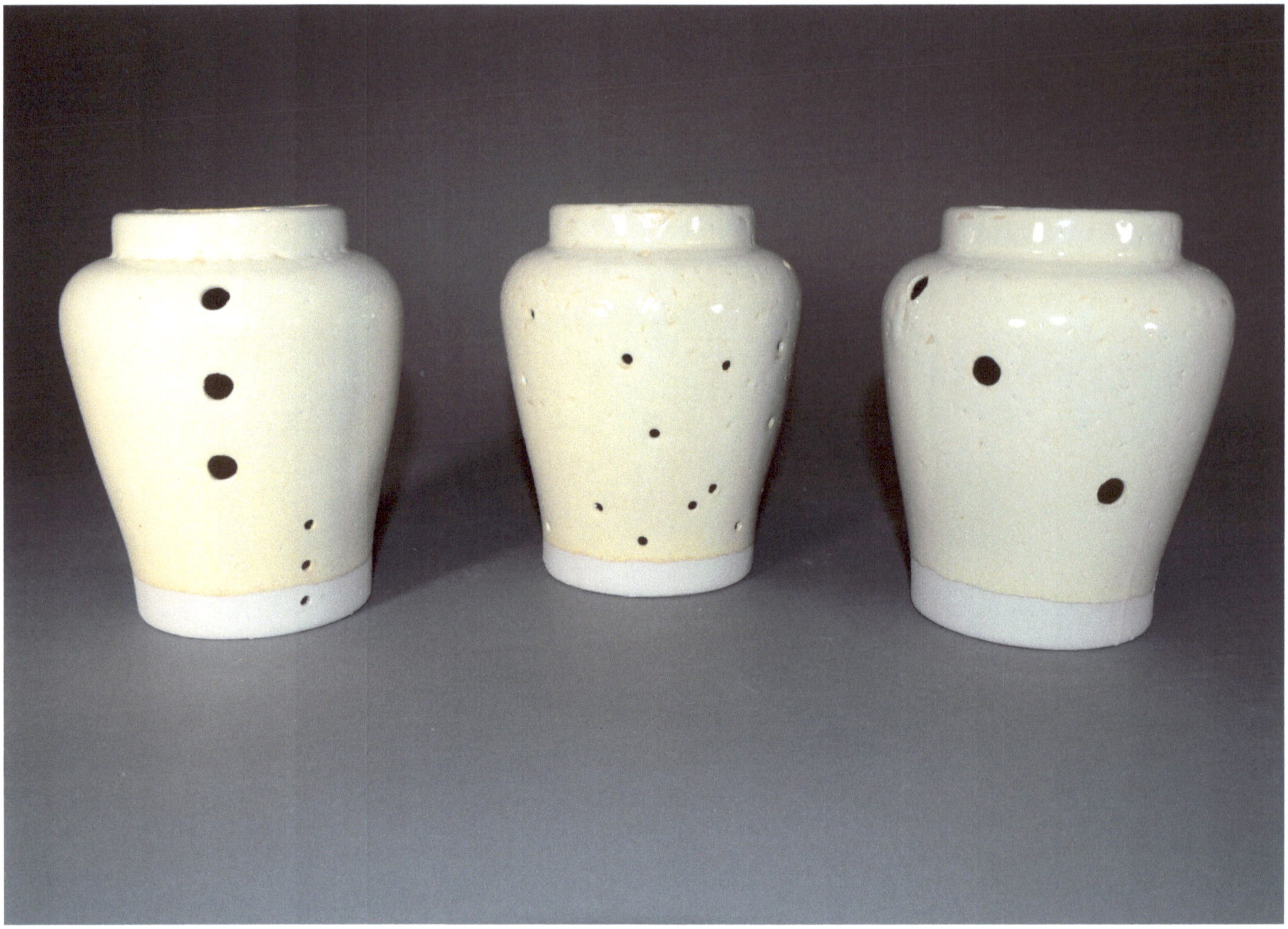

Ji-Sun Yoon

Thirst / *Sete*, 2013

Porcelain / Porcellana
15.24 x 22.86" (cm 45,72 x 22,86) each

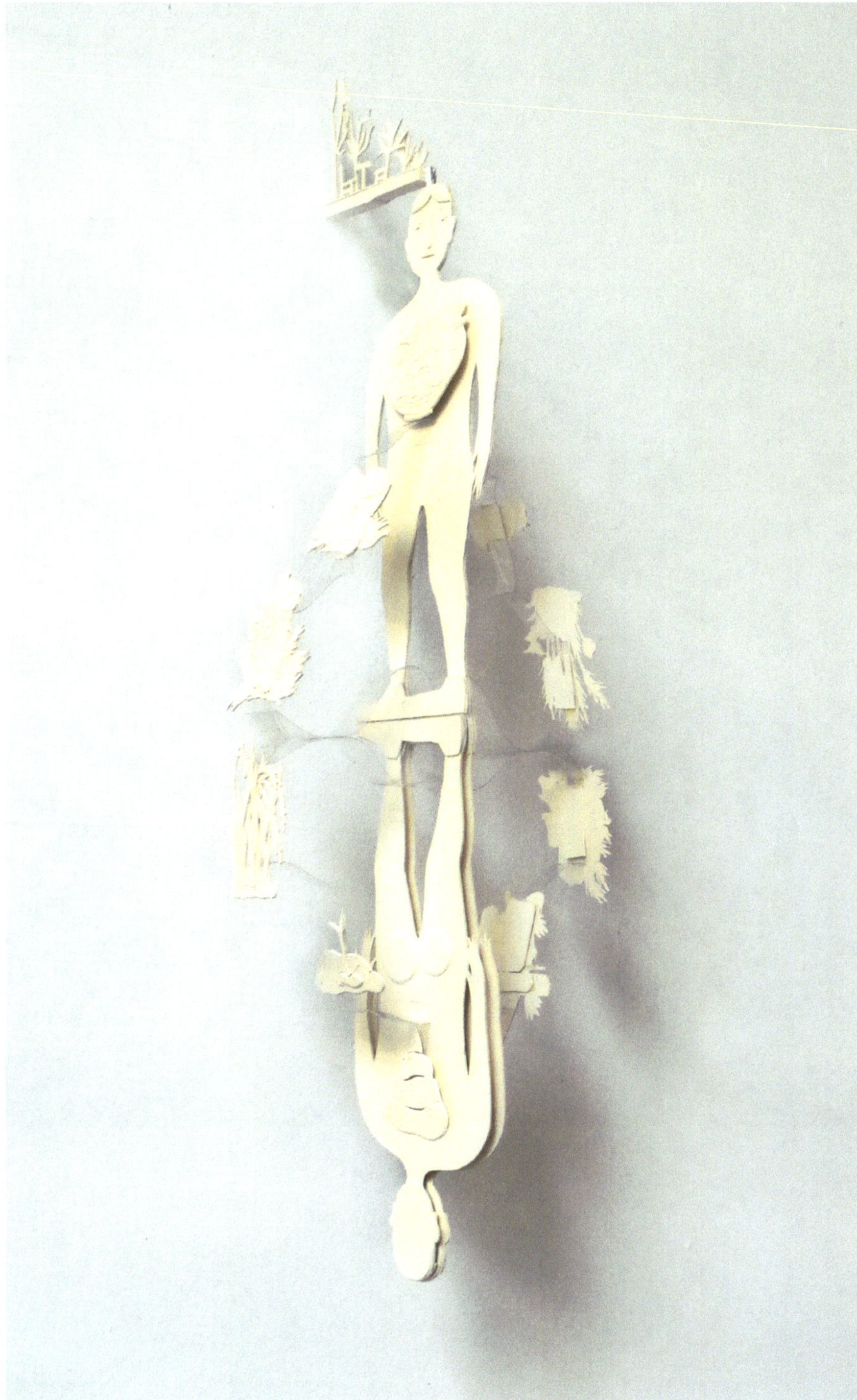

Jiemin Yuan

Ciclo alimentare / *Food chain*, 2013

Cartone bianco, foglio acetato, seta bianca, tela bianca / *White cardboard, acetate sheet, silk white, white linen*
Dimensione variabile / Dimensions variable

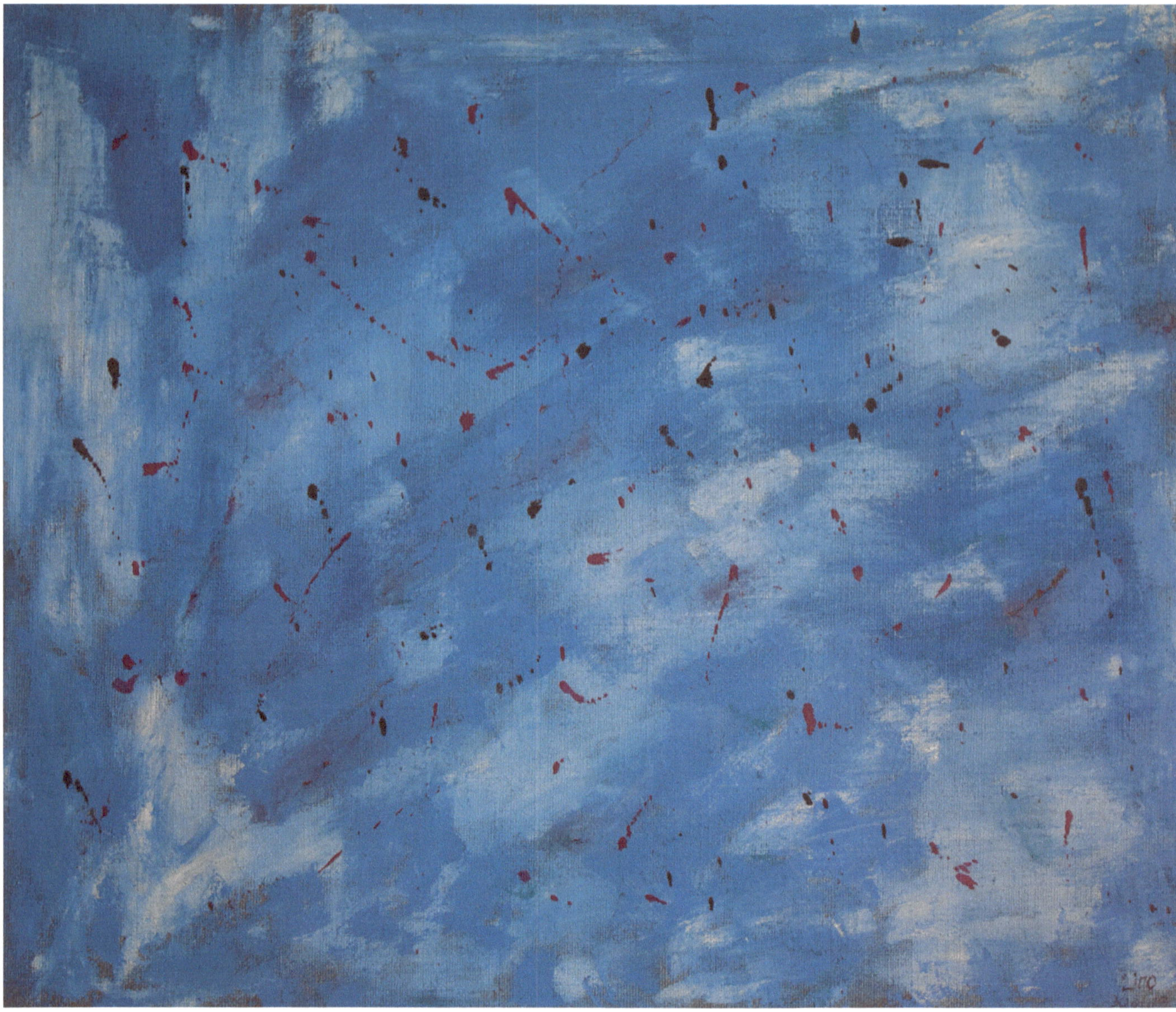

Long Yugen

It's not fish! / *Non è pesce!*, 2013

Olio su tela / *Oil on canvas*
23.64 x 27.58 x 1" (cm 60 x 70 x 2,5)

www.ingramcontent.com/pod-product-compliance
Lightning Source LLC
LaVergne TN
LVHW072011300926
849160LV00003B/16